診療用放射線

事務手続き・安全管理・日常点検

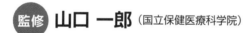

監修　山口 一郎（国立保健医療科学院）

編集　高橋 康幸（弘前大学大学院）
　　　五十嵐 博（群馬県立県民健康科学大学大学院）

医療科学社

発刊にあたって

　放射線診療では放射線リスクとの付き合いが避けられません。2019年3月11日に公布された改正医療法施行規則では患者さんを守る視点から医療放射線安全に関しても医療機関に義務が課せられるようになりました。このように診療上必要があって放射線が照射される患者さんだけでなく医療従事者や清掃業務従事者，患者さんに投与された放射性物質が集積する下水処理場の関係者（そのリスクはほぼ無視できますが）などにも，程度はさまざまですが，リスクをもたらします。

　これらの関係者に配慮し安全に使っているからこそ放射線診療が成り立っています。放射線をより安全に使い，患者さんや医療を支える幅広い関係者の信頼をより深めるためには，安全確保に取り組んでいる姿をアピールし，第三者による中立的で厳正な検証を得ていることを示すことも考えられるでしょう。この第三者による検証として医療機関に提供されているサービスとして医療機関への立入検査があります。

　立入検査など行政のサービスをより有効に機能させるためには，その意義が関係者間で共有されている必要があります。そのためには行政手続法の考え方に従って，手順を公平に策定し作業を合理的に進めなくてはなりません。また，その内容は，放射線防護上，意味のあるものとする必要があるでしょう。

　本書は，日本放射線技師会雑誌に2006～2007年に連載された「医療放射線管理についてのQ&A」がもとになっています。このQ&Aは，どう対応すればよいかよくわからない課題を行政と医療機関の双方の関係者で討議し，よりよい解決に導くために企画されました。

　本書でも，法令に沿った合理的な行政手続きのあり方と，それぞれの行政手続きの意義そのものが，行政側と医療機関側の診療放射線技師により改めて吟味されています。どのような手順が求められるかを，行政手続法の考え方にも基づき，その根拠となる条文を踏まえて，推奨の程度にも言及を試みています。

　このように本書は，医療機関と行政機関やそれを支援する技術支援組織に役立つように課題の整理を試みており，日々の業務に役立つものだと考えていますが，それだけではなく，次の世代において科学的な根拠を積み上げて医療放射線の安全管理に関して国際的な議論をリードするとともに，安全確保のためのしくみのより一層の整備に向けても役立てていただければ望外の喜びです。

2019年7月

監修　山口一郎（国立保健医療科学院）

自　序

　日本放射線公衆安全学会は，公益社団法人日本診療放射線技師会の「学会等の設置に関する規定」に基づき，2003（平成 15）年 3 月に設立されました。

　設立趣旨に沿って，日本放射線技師会（当時）の「医療被ばくガイドライン」の改訂，「医療被ばく低減施設認定」事業の普及という，医療被ばく低減に向けた活動を行ってきました。2004（平成 16）年 2 月の「がん 3.2%　診断被ばくが原因」の新聞報道以降，放射線検査に伴うリスクについて市民から質問が寄せられました。それらの質問に対して，『医療従事者のための医療被ばくハンドブック』（2008 年），『イラストでみる放射線って大丈夫？』（2011 年）などの書籍を出版し，放射線検査と放射線リスクについて説明してきました。

　一方，2000（平成 12）年に地方自治法の改正によって，それまで機関委任事務であった医療施設への立入検査が自治事務となり，病院開設の許認可事務，装置更新に伴う手続きなどで，隣接する自治体によって異なるという事例が発生しました。一例では，エックス線 CT 装置の更新を医療法施行規則第 29 条による変更届で受け付ける自治体と，医療法第 7 条第 2 項に基づく「開設許可事項の一部変更」からの手続きを求める自治体とがあります。その他の具体的事例についても，日本放射線技師会雑誌の誌面で 2006 〜 2007 年に，診療放射線の安全管理の視点から意見並列のかたちで掲載し，議論しました。

　2019（平成 31）年 3 月 11 日に，改正医療法施行規則が公布されました。それは，医療被ばくの安全管理（医療被ばくの最適化）の実践を医療機関に求めるものです。今回の改正では，エックス線 CT と血管造影・IVR 領域での線量管理と記録が義務づけられましたが，『医療被ばく相談 Q&A』（日本診療放射線技師会医療被ばく安全管理委員会編）をみるまでもなく，胸部や腹部撮影，整形外科の一般撮影でも多くの質問が寄せられています。

　今回の改正医療法施行規則では，医療放射線の安全管理のための体制確保を医療機関に求め，医療放射線の安全管理のための指針の策定を義務づけるものです。医療被ばく線量の測定と記録だけでなく，医療従事者の研修，放射線の過剰被ばくや放射線診療に関する事例発生時の対応，医療従事者と患者との情報共有など多岐にわたります。それらについて，医療機関側と医療機関への立入検査を行う行政側が，医療放射線の安全管理に関して共通認識をもつことを期待して本書の出版を企画しました。

　『診療用放射線　事務手続き・安全管理・日常点検』を出版するにあたり，医療法を基本とし，診療用放射線装置の安全管理と日常管理は医療機関の義務であり，診療放射線技師の責務であるとの認識を期待するものです。

2019 年 7 月

諸澄邦彦（日本放射線公衆安全学会 元会長）

執筆者（五十音順）

五十嵐　博（群馬県立県民健康科学大学大学院）

高橋　康幸（弘前大学大学院）

星　　弦太（群馬県桐生保健福祉事務所）

諸澄　邦彦（さいたま整形外科クリニック）

米持　圭太（群馬県立県民健康科学大学）

渡辺真由美（愛媛県立中央病院）

■ 目 次 ■

発刊にあたって・・ iii

自序・・・ v

はじめに・・・ xi

第1章　許可・届出に関する手続き

① 開設者の手続き　　3

1. 医療法に基づく全般的な手続き ・・・・・・・・・・・・・・・・・・・・・・・・・・・ 3
2. 開設許可・使用許可の手続き ・・・・・・・・・・・・・・・・・・・・・・・・・・・・・ 4
3. 開設者別の手続き ・・・・・・・・・・・・・・・・・・・・・・・・・・・・・・・・・・・・・ 11

② 診療用放射線の種類別の許可・届出　　21

1. エックス線装置 ・・・・・・・・・・・・・・・・・・・・・・・・・・・・・・・・・・・・・・ 21
2. 放射線治療 ・・・ 23
3. 核医学 ・・ 34
4. MRI ・・・ 39
5. 報告・通報が必要なもの ・・・・・・・・・・・・・・・・・・・・・・・・・・・・・・・ 43

第2章　医療放射線部門の安全管理

① 自主点検　　47

1. 医療従事者 ・・・ 47
2. 記帳・記録 ・・・ 50
3. 医療安全 ・・ 52
4. 医療機器安全管理責任者 ・・・・・・・・・・・・・・・・・・・・・・・・・・・・・・・ 59
5. 医療放射線安全管理責任者 ・・・・・・・・・・・・・・・・・・・・・・・・・・・・・ 59
6. 研修と記録 ・・ 62

② 安全管理に係る法規制　　67

1. 管理区域 ・・ 67
2. 敷地の境界等における防護 ・・・・・・・・・・・・・・・・・・・・・・・・・・・・・ 70
3. 患者及び取扱者に対する注意事項の掲示 ・・・・・・・・・・・・・・・・・・・ 70
4. 使用場所等の制限 ・・・・・・・・・・・・・・・・・・・・・・・・・・・・・・・・・・・ 71

5. 移動型エックス線装置の適切な管理 ・・・・・・・・・・・・・・・・・・・・・・・・・・・・・・・・・ 78

6. 使用室及び病室である旨を示す標識 ・・・・・・・・・・・・・・・・・・・・・・・・・・・・・ 79

7. 使用中の表示について ・・ 80

8. 取扱者の遵守事項 ・・ 81

9. 放射線診療従事者の被ばく防止措置 ・・・・・・・・・・・・・・・・・・・・・・・・・・・・・ 83

10. 患者の被ばく防止についての適切な措置 ・・・・・・・・・・・・・・・・・・・・・・・ 84

11. 治療を受けている患者への適切な標示 ・・・・・・・・・・・・・・・・・・・・・・・・・・ 84

12. 放射性同位元素の適切な管理 ・・・・・・・・・・・・・・・・・・・・・・・・・・・・・・・・・・・ 85

13. 陽電子断層撮影診療用放射性同位元素を使用する体制 ・・・・・・・・・ 86

14. 放射線装置における障害防止の方法 ・・・・・・・・・・・・・・・・・・・・・・・・・・・ 87

15. 閉鎖のための設備又は器具 ・・・・・・・・・・・・・・・・・・・・・・・・・・・・・・・・・・・・・ 87

16. 放射性同位元素使用室の設備による管理 ・・・・・・・・・・・・・・・・・・・・・・・ 88

17. 貯蔵・運搬・保管の各容器に関する適切な管理 ・・・・・・・・・・・・・・・ 89

18. 廃棄施設に関する適切な管理 ・・・・・・・・・・・・・・・・・・・・・・・・・・・・・・・・・・・ 90

19. 通報連絡網の整備 ・・・ 90

③ 医療被ばくの適正管理　　　　　　　　　　　　　　　　　93

1. 医療法施行規則の改正概要 ・・・・・・・・・・・・・・・・・・・・・・・・・・・・・・・・・・・・・ 93

2. 線量の管理と記録 ・・・ 97

3. 小児核医学検査の適正投与 ・・・・・・・・・・・・・・・・・・・・・・・・・・・・・・・・・・・ 104

4. 情報提供と説明 ・・ 106

第3章　立入検査

① 構造設備　　　　　　　　　　　　　　　　　　　　　　111

1. 一般撮影 ・・ 112

1-1. 一般撮影装置 ・・・ 112

1-2. 乳房撮影用エックス線装置 ・・・・・・・・・・・・・・・・・・・・・・・・・・・・・・・・・・ 118

1-3. CT エックス線装置 ・・ 121

2. 放射線治療装置 ・・ 123

2-1. 診療用高エネルギー放射線発生装置（リニアック，サイバーナイフ）・・・・ 123

2-2. 診療用粒子線照射装置（陽子線，重粒子線）・・・・・・・・・・・・・・・・・・・ 124

2-3. 診療用放射線照射装置（ガンマナイフ，RALS）・・・・・・・・・・・・・・・ 124

2-4. 診療用放射線照射器具 ・・・・・・・・・・・・・・・・・・・・・・・・・・・・・・・・・・・・・・・ 125

3. 核医学 ・・ 129

3-1. 診療用放射性同位元素 ・・・・・・・・・・・・・・・・・・・・・・・・・・・・・・・・・・・・・・・ 132

3-1-1. 診療用放射性同位元素 ･････････････････････････････････････ 132

3-1-2. 内用療法 ･･･ 135

3-2. 陽電子断層撮影診療用放射性同位元素 ･･･････････････････ 141

4. MRI ･･･ 146

4-1. MRI 装置施設の安全基準項目 ･････････････････････････････ 146

2 医療機器保守点検   153

1. 保守点検計画の策定 ･･･ 154

2. 保守点検の適切な実施 ･･･ 155

3. 医療機器の保守点検 ･･･ 158

3 日常点検   159

1. 一般撮影 ･･ 159

1-1. 一般撮影装置 ･･ 159

1-2. 移動型エックス線撮影装置 ･･････････････････････････････････ 161

1-3. CT エックス線装置 ･･ 162

1-4. 据置型透視用エックス線装置 ･･･････････････････････････････ 163

1-5. 血管撮影装置 ･･ 165

2. 放射線治療 ･･･ 167

2-1. 診療用高エネルギー放射線発生装置 (リニアック) ･･･････････ 167

2-2. 診療用粒子線照射装置 ･････････････････････････････････････ 169

2-3. サイバーナイフ ･･･ 171

2-4. ガンマナイフ ･･ 174

2-5. RALS ･･･ 178

3. 核医学 ･･ 180

3-1. 核医学撮像装置 (ガンマカメラ) ･･･････････････････････････ 180

3-2. 陽電子放射断層撮影装置 (PET) ･････････････････････････････ 186

4. MRI ･･･ 189

あとがき･･･ 195

索　引･･･ 196

略語について

法律・法令	略　語
医薬品，医療機器等の品質，有効性及び安全性の確保等に関する法律	医薬品医療機器等法
医療法	法
医療法施行令	施行令
医療法施行規則	規則
医療法施行細則	細則
核原料物質，核燃料物質及び原子炉の規制に関する法律	原子炉等規制法
人事院規則	人事院規則
電波法	電波法
電離放射線障害防止規則	電離則
放射性同位元素等による放射線障害の防止に関する法律	障害防止法
放射性同位元素等の規制に関する法律	RI 規制法
放射性同位元素等の規制に関する法律施行令	RI 規制法施行令
放射性同位元素等の規制に関する法律施行規則	RI 規制法規則
労働安全衛生法	安衛法
労働安全衛生法施行令	安衛法施行令
労働安全衛生規則	安衛則
国際原子力機関（International Atomic Energy Agency）	IAEA
国際放射線防護委員会 (International Commission on Radiological Protection)	ICRP
国際電気標準会議（International Electrotechnical Commission）	IEC
日本工業規格（Japanese Industrial standard）	JIS
国連科学委員会 (United Nations Scientific Committee on Effects of Atomic Radiation)	UNSCEAR

はじめに

　新元号の「令和」が 2019 年 5 月 1 日にスタートしたが，診療用放射線の取り扱いも新たな局面を迎えた。

①昨今の放射性物質に関する事故やトラブル，またテロリズム対策を踏まえて，放射性同位元素等による放射線障害の防止に関する法律が，2019（令和元）年 9 月 1 日に放射性同位元素等の規制に関する法律になった。

②エックス線装置を用いた新しい医療技術への対応のため，医療法に係る多くの通知等が 2019（平成 31）年 3 月 15 日（医政発 0315 第 4 号）で，1 つにまとめられた。

　特に②については，病院や診療所における診療用放射線の取り扱いが，2001（平成 13)年 3 月 12 日(医薬発第 188 号)のルールが基準となって，安全管理がなされていたが，それがこの通知に置き換わったのである。

　これにより，2018（平成 30）年 4 月 1 日に改正放射線障害防止法が施行され，2019（令和元）年 8 月 31 日までに「放射線障害予防規程変更届」がなされ，また 2020（令和 2）年 4 月 1 日に「診療用放射線に係る安全管理体制に関する規定」が施行されることにも対応が求められることになった。

　さらに，2018（平成 30）年 6 月 12 日（医政地発 0612 第 1 号，医政経発 0612 第 1 号）の「CT 装置や MRI 装置の保守点検の義務化」や，2019（平成 31）年 3 月 12 日（医政発 0312 第 7 号）の特定の装置における「放射線診療を受ける者の被ばく線量の管理と記録」，また一定の条件下では「診療放射線技師が医療放射線安全管理責任者としての責を担える」ことが示され，めまぐるしい変化となっている。

　本書では，これらについて，保健衛生行政および医療施設の双方で実務経験を有する者の視点にて解説する。

　本書の執筆にあたり，ご協力をいただいた愛媛県立中央病院，愛媛大学医学部附属病院，群馬県立心臓血管センター，群馬県立がんセンター，前橋赤十字病院，弘前大学医学部附属病院の関係者の皆さまに厚く御礼を申し上げます。

　　2019（令和元）年 9 月
　　　　　　高橋康幸（弘前大学大学院保健学研究科放射線技術科学領域）

第1章

許可・届出に関する手続き

医療法では，診療用放射線の防護として，医療施設で働く放射線診療従事者と職員，外来を受診する患者や入院患者および病院敷地外に居住する一般公衆の被ばく線量限度を担保するための規定はあるが，診療目的で放射線被ばくを受ける患者の線量については，従来から「医療被ばく」として扱われ，線量限度は示されていない。

医療技術の進歩により，エックス線透視下で行われる IVR（interventional radiology）手技が広まるにつれ，IVR の結果起こる皮膚の炎症および細胞死による皮膚障害についての多数の事例が報告されるに至り，国際放射線防護委員会（International Commission on Radiological Protection：ICRP）から，IVR における放射線傷害の回避に関する報告書が公表された。

◯ 2001（平成 13）年の規則改正

診療用放射線防護に関して，医療法施行規則（以下，「規則」という）の一部を改正する省令が 2001（平成 13）年 4 月 1 日に施行されたが，その改正の要点と趣旨は，①国際放射線防護委員会（ICRP）の 1990 年勧告の取り入れ，②エックス線装置等の防護基準の見直し，③新しい医療技術への対応の 3 点であった。

そのなかで，規則第 30 条第 2 項第 1 号で，「透視中の患者への入射線量率は，患者の入射面の利用線錐の中心における空気カーマ率が，50 mGy 毎分以下になるようにすること。」とされ，従来の管電流規制から入射表面線量率規制に変更された。これは，IVR の結果生じた皮膚障害事例を踏まえ，医療施設が管理者の責任において医療被ばく線量を把握することを義務づけたものである。

◯ 2007（平成 19）年の規則改正

さらに 2007（平成 19）年 4 月 1 日施行の改正医療法に伴う規則改正では，管理者が確保すべき安全管理の体制として，①安全管理のための体制の確保，②院内感染対策のための体制の確保に係る措置，③医薬品に係る安全管理のための体制の確保に係る措置，④医療機器に係る安全管理のための体制の確保に係る措置が義務づけられているが，放射線に係る安全管理は包括的に規定されてはいない。

◯ 2019（平成 31）年の規則改正

その後，平成 29 年 4 月から「医療放射線の適正管理に関する検討会」が開催され，その検討結果を踏まえ，医療法施行規則の一部を改正する省令が 2019（平成 31）年厚生労働省令第 21 号（以下，「改正省令」という）が 2019（平成 31）年 3 月 11 日に公布された。

医療施設に適用される法律は，開設者や放射線診療に用いる医療機器で異なる。医療法（以下，「法」という）や放射性同位元素等の規制に関する法律（以下，「RI 規制法」という）のほか，労働安全衛生法（電離放射線障害防止規則），作業環境測定法，人事院規則等の手続きが必要となる。

1 開設者の手続き

1．医療法に基づく全般的な手続き

医療施設を法に基づき分類すると以下のようになる。

・病　院：医業または歯科医業を行う場所であって 20 人以上の患者を入院させるための施設を有するもの。
・診療所：患者を入院させる施設を有しないもの（無床診療所），または 19 人以下の患者を入院させる施設を有するもの（有床診療所）。
・助産所：助産師がその業務を行う場所をいう。

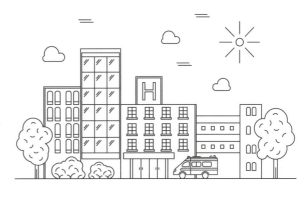

　さらに 2018（平成 30）年 3 月，介護保険法の改正により介護医療院が追加された。「介護医療院とは，要介護者であって，主として長期にわたり療養が必要である者に対し，施設サービス計画に基づいて，療養上の管理，看護，医学的管理の下における介護及び機能訓練その他必要な医療並びに日常生活の世話を行うことを目的とする施設。」と定義されている（介護保険法第 8 条第 29 条）。

　介護医療院は，医療機能を内包した施設であり，療養室以外に診察室，処置室，機能訓練室，臨床検査設備とともにエックス線装置等も施設基準として規定されている。

　また施設を開設するものとして，臨床研修修了医師[1]および臨床研修修了歯科医師[2]（個人）と臨床研修修了医師および臨床研修修了歯科医師でないもの（法人）の 2 つがある。施設開設申請において，病院では病床数や開設者による手続きの違いはない。診療所では，個人か法人か，無床か有床かで手続きの内容が異なる。

[1] 医師法第 16 条の 4 第 1 項の規定による登録を受けた者。
[2] 歯科医師法第 16 条の 4 第 1 項の規定による登録を受けた者。

第1章 ● 許可・届出に関する手続き

> **●検討課題●**
>
> **技術支援機関と放射線管理**
>
> 　事業所にとって放射線管理が技術的なハードルとなることがあるだろう。行政機関側でも同様に技術的なハードルに直面することがあるかもしれない。これを解決するには，人的資源を充実させたりAIを活用させることが考えられるのではないだろうか。外部に人的資源を求める場合に頼りになるのが，技術支援機関（technical support organization：TSO）である。国際原子力機関ではTSOも放射線管理上，重要な役割を担うとしている。国際原子力機関のIRRSにも基づき放射線管理計測では外部に測定を委託する際の質を確保する取り組みが強化されている。また，医療分野では業務の外部委託に関して法的な整備も進んでいる。行政の取り組みでは専門的な事項に関して地域の職能団体との連携例もすでにある。さて，日本の放射線管理分野においてもTSOとの連携を制度的に保証すべきだろうか？　また，その場合，事業所や行政とTSOとの責任の分担はどうあるべきだろうか？

2．開設許可・使用許可の手続き

　施設の許可・届出申請は，法・施行令・規則に基づいて行われる（表1-1）。申請は開設地を管轄する保健所等（名称は自治体毎で異なる）で行う。また，国が開設している施設については法の適用を受けるが，医療法施行令第1条の特例により主務大臣へ申請を行い，主務大臣より厚生労働大臣へ申請を行う。

　規則第20条第7号において，「エックス線装置は，内科，心療内科，リウマチ科，小児科，外科，整形外科，形成外科，美容外科，脳神経外科，呼吸器外科，心臓血管外科，小児外科，泌尿器科，リハビリテーション科及び放射線科の一を有する病院又は歯科医業についての診療科名のみを診療科名とする病院には，これを設けなければならない。」と示されている。

　このように定められているため，ほとんどの病院は診療用エックス線装置を設置していないと開設することができない。

表 1-1　許可・届出の種別と根拠法令

届出の種別	根拠法令	病院	個人診療所		法人診療所	
			有床	無床	有床	無床
開設許可	医療法第 7 条第 1 項	○	－	－	○	○
開設後の届出	施行令第 4 条の 2 第 1 項	○	－	－	○	○
開設の届出	医療法第 8 条	－	○	○	－	－
変更許可	医療法第 7 条第 2 項	○	－	－	○	○
開設許可事項の変更の届出	施行令第 4 条の 2 第 2 項	○	－	－	○	○
開設後の届出の変更届	施行令第 4 条第 2 項	○	－	－	○	○
変更の届出	施行令第 4 条第 2 項	－	○	○	－	－
廃止の届出	医療法第 9 条第 1 項	○	○	○	○	○
休止の届出	医療法第 8 条の 2 第 1 項	○	○	○	○	○
再開の届出	医療法第 8 条の 2 第 2 項	○	○	○	○	○
死亡・失そうの届出	医療法第 9 条第 2 項	△	○	○	－	－
使用許可	医療法第 27 条	○	○	－	○	－

○：対象，△：一部対象，－：対象外．

病院は開設者の違い（個人・法人）によって手続き上の違いはほとんどない．

診療所は開設者（個人・法人）または病床の有無によって手続きの内容が異なってくる．

1）初めて設置する場合の手続きについて

　医療法では，新しく施設を開設する場合や，施設の構造設備，使用の用途等を変更するときに所定の手続きが必要になる。

①放射線装置等の届出には各々の設置届を用いる。設置届は施設の開設時または施設になかった各々の装置が設置される場合に用いる。

②その後の装置の更新・増設時には変更届を使用し，すべてを使用しなくする場合は廃止届を使用する。

③病院・法人診療所においては装置等を設置しようとする前に許可を得ておく必要がある（施設開設前は開設許可，施設開設後は変更許可）。

④病院・有床診療所においては装置等を使用する前に許可を得ておく必要がある（使用許可）。

⑤エックス線装置を設置する場合は，開設または変更許可時に，その他の装置等に関しては設置届出時に放射線管理が十分に行われ，安全の担保がとられていることを確認するため装置の設置を想定した遮へい計算書を提出する（表 1-2）。

第1章 ● 許可・届出に関する手続き

表 1-2　初めて施設にエックス線装置等を設置する場合に必要な手続き

		病院	個人診療所		法人診療所	
			有床	無床	有床	無床
施設に関する申請	施設開設時	開設許可 使用許可 開設届	使用許可 開設届	開設届	開設許可 使用許可 開設届	使用許可 開設届
	施設開設後	変更許可 使用許可	使用許可 変更届	変更届	変更許可 使用許可	変更許可 変更届
放射線装置等に関する届出	エックス線装置	設置届				
	診療用高エネルギー放射線発生装置	設置届				
	診療用放射線照射装置	設置届				
	診療用放射線照射器具	設置届				
	放射性同位元素装備診療機器	設置届				
	放射性同位元素 陽電子断層撮影診療用	設置届				
	放射性同位元素 上記以外	設置届				

2）変更する場合の手続きについて（表 1-3，図 1-1）

①放射線装置等の届出には各々の変更届を使用する。

②変更届は施設にある装置等を更新・増減する場合に使用する。また，装置等が存在しなくなる場合は廃止届を使用する。

③病院で装置等を更新・増減しようとする場合や，法人診療所で使用室に変更がある場合で装置等を増減しようとするときは，その変更の前に許可を得ておく必要がある（開設許可事項の変更許可）。ただし，1室に複数台の装置があり，その台数を減少させる場合および1室に1台の装置があって複数個のエックス線管があり，その個数を減少させる場合は許可を要さず減少した後の届出のみでよい。

④病院・有床診療所では装置等を更新・増設した場合（使用室のみに変更がある場合も含む），その装置等を使用する前に使用許可を得ておく必要がある（使用前検査）。

⑤エックス線装置を更新・増設する場合は変更許可時に，その他の装置等に関しては変更届提出時に放射線管理が十分に行われ，安全の担保がとられていることを確認するため装置の設置を想定した遮へい計算書を提出する。

表 1-3 エックス線装置等を変更する場合に必要な手続き

		病院	個人診療所		法人診療所	
			有床	無床	有床	無床
施設に関する申請	構造変更　無 (装置の更新または同室に増設等)	変更許可 使用許可	使用許可		使用許可	
	構造変更　有 (新たに室を設け装置を設置する等)	変更許可 使用許可	使用許可 変更届	変更届	変更許可 使用許可	変更許可 変更届
放射線装置等に関する届出	エックス線装置		変更届			
	診療用高エネルギー放射線発生装置		変更届			
	診療用放射線照射装置		変更届			
	診療用放射線照射器具		変更届			
	放射性同位元素装備診療機器		変更届			
	放射性同位元素　陽電子断層撮影診療用		変更届			
	上記以外		変更届			

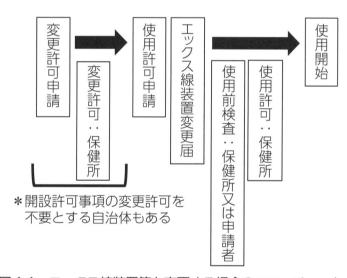

図 1-1　エックス線装置等を変更する場合のフローチャート

＊自治体によっては変更届のみ必要で，開設許可の変更が不要なこともあるため，事前に管轄の保健所に確認をする。
＊エックス線装置の使用前検査については自主検査の対象となっている（健政発第 707 号）。

各種手続きに係る参考資料の一覧を，表 1-4 〜 1-6 に示す。

第1章 ● 許可・届出に関する手続き

表 1-4　診療用放射線装置等の各種届出時期・根拠法令・届出記載内容

医療法第 15 条第 3 項において診療用放射線装置等を備えた場合などには，管理者が届け出る。	
届出内容：提出時期 　　　根拠法令	届出記載内容
診療用エックス線装置	
備付届：設置後 10 日以内 施行規則第 24 条の 2	1．病院又は診療所の名称及び所在地 2．エックス線装置の制作者，型式及び台数 3．エックス線高電圧発生装置の定格出力 4．エックス線装置及びエックス線診療室のエックス線障害の防止に関する構造設備及び予防措置の概要 5．エックス線診療に従事する医師，歯科医師，診療放射線技師又は診療エックス線技師の氏名及びエックス線診療に関する経歴
変更届：変更後 10 日以内 施行規則第 29 条第 1 項	
廃止届：廃止後 10 日以内 施行規則第 29 条第 1 項	病院又は診療所の名称及び所在地 備えなくなった日を記載
診療用高エネルギー放射線発生装置	
備付届：あらかじめ 施行規則第 24 条第 1 号および第 25 条	1．病院又は診療所の名称及び所在地 2．診療用高エネルギー放射線発生装置の制作者，型式及び台数 3．診療用高エネルギー放射線発生装置の定格出力 4．診療用高エネルギー放射線発生装置及び診療用高エネルギー放射線発生装置使用室のエックス線障害の防止に関する構造設備及び予防措置の概要 5．診療用高エネルギー放射線発生装置を使用する医師，歯科医師，診療放射線技師の氏名及びエックス線診療に関する経歴 6．予定使用開始時期
変更届：あらかじめ 施行規則第 29 条第 2 項	
廃止届：廃止後 10 日以内 施行規則第 29 条第 1 項	病院又は診療所の名称及び所在地 備えなくなった日を記載
診療用粒子線照射装置	
備付届：あらかじめ 施行規則第 24 条第 1 号および第 25 条	1．病院又は診療所の名称及び所在地 2．診療用粒子線照射装置の制作者，型式及び台数 3．診療用粒子線照射装置の定格出力 4．診療用粒子線照射装置及び診療用粒子線照射装置使用室のエックス線障害の防止に関する構造設備及び予防措置の概要 5．診療用粒子線照射装置を使用する医師，歯科医師，診療放射線技師の氏名及びエックス線診療に関する経歴 6．予定使用開始時期
変更届：あらかじめ 施行規則第 29 条第 2 項	
廃止届：廃止後 10 日以内 施行規則第 29 条第 1 項	1．病院又は診療所の名称及び所在地 2．備えなくなった日を記載

注：診療用エックス線装置以外の装置については，RI 規制法の許可・届出も必要である（第 1 章 2 を参照）

表 1-5　診療用放射線装置等の各種届出時期・根拠法令・届出記載内容

医療法第 15 条第 3 項において診療用放射線装置等を備えた場合などには，管理者が届け出る。	
届出内容：提出時期 根拠法令	届出記載内容
診療用放射線照射装置	
備付届：あらかじめ 施行規則第 24 条第 3 号および第 26 条	1．病院又は診療所の名称及び所在地 2．診療用放射線照射装置の制作者，型式及び個数並びに装備する放射性同位元素の種類及びベクレル単位をもって表した数量 3．診療用放射線照射装置及び診療用放射線照射装置使用室，貯蔵施設及び運搬容器並びに診療用放射線照射装置により治療を受けている患者を入院させる病室の放射線障害の防止に関する構造設備及び予防措置の概要 4．診療用放射線照射装置を使用する医師，歯科医師又は診療放射線技師の氏名及び放射線診療に関する経歴 5．予定使用開始時期
変更届：あらかじめ 施行規則第 29 条第 2 項	
廃止届：廃止後 10 日以内 施行規則第 29 条第 1 項	1．病院又は診療所の名称及び所在地 2．備えなくなった日を記載
診療用放射線照射器具	
備付届：あらかじめ 施行規則第 24 条第 4 号および第 27 条	1．病院又は診療所の名称及び所在地 2．診療用放射線照射器具の制作者，型式及び個数並びに装備する放射性同位元素の種類及びベクレル単位をもって表した数量 3．診療用放射線照射器具使用室，貯蔵施設及び運搬容器並びに診療用放射線照射器具により治療を受けている患者を入院させる病室の放射線障害の防止に関する構造設備及び予防措置の概要
変更届：あらかじめ 施行規則第 29 条第 2 項	4．診療用放射線照射器具を使用する医師，歯科医師又は診療放射線技師の氏名及び放射線診療に関する経歴 5．予定使用開始時期 6．その年に使用を予定する診療用放射線照射器具の診療用放射線照射器具の制作者，型式及び個数並びに装備する放射性同位元素の種類及びベクレル単位をもって表した数量 7．ベクレル単位をもって表した放射性同位元素の種類ごとの最大貯蔵予定数量及び 1 日の最大使用予定数量 8．ただし，6.7. は装備する放射性同位元素の物理的半減期が 30 日以下のものを備えようとする場合は必要
廃止届：廃止後 10 日以内 施行規則第 29 条第 1 項	1．病院又は診療所の名称及び所在地 2．備えなくなった日を記載

第1章 ● 許可・届出に関する手続き

表 1-6　診療用放射線装置等の各種届出時期・根拠法令・届出記載内容

届出内容：提出時期 根拠法令	届出記載内容
診療用放射性同位元素又は陽電子断層撮影診療用放射性同位元素	
備付届：あらかじめ 施行規則第24条第8号および第28条	1．病院又は診療所の名称及び所在地 2．その年に使用を予定する診療用放射性同位元素又は陽電子断層撮影診療用放射性同位元素の種類，形状及びベクレル単位をもって表した数量 3．ベクレル単位をもって表した診療用放射性同位元素又は陽電子断層撮影診療用放射性同位元素の種類ごとの最大貯蔵予定数量，1日の最大使用予定数量及び3月間の最大使用予定数量
変更届：あらかじめ 施行規則第29条第2項	4．診療用放射性同位元素使用室，陽電子断層撮影診療用放射性同位元素使用室，貯蔵施設，運搬容器並びに診療用放射性同位元素又は陽電子断層撮影診療用放射性同位元素により治療を受けている患者を入院させる病室の放射線障害の防止に関する構造設備及び予防措置の概要 5．診療用放射性同位元素又は陽電子断層撮影診療用放射性同位元素を使用する医師又は歯科医師の氏名及び放射線診療に関する経歴
廃止届：廃止後10日以内 施行規則第29条第3項	1．病院又は診療所の名称及び所在地 2．備えなくなった日を記載
廃止後の措置届：廃止後30日以内施行規則第29条第3項	施行規則第30条の24に掲げる措置の概要を記載 1．放射性同位元素による汚染を除去したこと 2．放射性同位元素によって汚染された物を譲渡し，又は廃棄したこと
翌年使用届： 毎年12月20日までに提出 施行規則第28条第2項	翌年において使用を予定する診療用放射性同位元素又は陽電子断層撮影診療用放射性同位元素について 1．病院又は診療所の名称及び所在地 2．種類，形状及びベクレル単位をもって表した数量
放射性同位元素装備診療機器	
備付届：あらかじめ 施行規則第24条第7号および第27条の2	1．病院又は診療所の名称及び所在地 2．放射性同位元素装備診療機器の制作者，型式及び台数並びに装備する放射性同位元素の種類及びベクレル単位をもって表した数量
変更届：あらかじめ 施行規則第29条第2項	3．放射性同位元素装備診療機器使用室の放射線障害の防止に関する構造設備及び予防措置の概要 4．放射線を人体に対して照射する放射性同位元素装備診療機器にあっては当該機器を使用する医師，歯科医師又は診療放射線技師の氏名及び放射線診療に関する経歴 5．予定使用開始時期
廃止届：廃止後10日以内 施行規則第29条第1項	1．病院又は診療所の名称及び所在地 2．備えなくなった日を記載

3．開設者別の手続き

3-1．病院の開設時に診療用放射線装置等を設置する場合

1）解説

①病院の開設（移転等も含む）にあたり，開設日（診療開始日）・作業行程・図面等が決定した場合，管轄の保健所にその旨を連絡し事前協議を行うことを推奨する。

②事前協議により，施設の概要が確定したら開設許可の申請を行う。

③事前に届出が必要な装置等を設置する場合は，開設許可申請時までに設置届を提出する。

④設置後に届出が必要な装置（エックス線装置）を設置する場合は開設許可申請時までに設置する装置，使用室の概要および遮へい計算書を提出する。

⑤書類審査により問題ないと判断された場合は，開設許可証が交付される。

⑥すべての構造設備が完成後，事前に届出が必要な装置等を設置する場合は漏えい線量測定結果を，エックス線装置を設置する場合は設置届を使用許可申請時までに提出し，使用前検査を受ける。

⑦使用前検査終了後，問題ないと判断された場合は，使用許可証が交付される。

⑧診察を開始した後に，開設後の届を提出する。

2）ポイント

①病院の場合，開設者（個人・法人）にかかわらず事務手続きの内容は同じである。

②病院を開設しようとする場合は，首長より許可を得ておく必要がある。基本的には許可後に工事着工が可能となる。

③開設許可の申請における書類は，診療用放射線装置以外にも施設全体，従事者等の書類など膨大な量になり，審査時に不備（法の基準を満たしていないなど）があった場合には訂正等で余計な時間がかかることが予想される。したがって，新しく施設の開設が決まったときには，管轄の保健所に必要書類や提出のおおまかな日程などを確認し，施設の図面等があればその内容について事前に打ち合わせておくことが大切である。また，行政手続法による標準処理期間の確認も望まれる。

④医療法では，病院の施設基準に廊下幅，病室の床面積・採光面積等の基準が設けられているが，診療用放射線装置等およびその使用室についても，放射線防護に係る基準が設けられている。その基準が満たされ安全が担保されていることを開設届および遮へい計算書等で確認する。

⑤診療放射線部門に係る遮へい計算書等の書類審査（特に事前に届出が必要な装置等に関するもの）において，計算の間違いや設計の不備などは，開設許可を遅らせる原因となるので，少しでも疑義がある場合は，早めに管轄の保健所に相談し内容等の確認をして

第1章 ● 許可・届出に関する手続き

おくことが大切になる。

⑥施設が完成し診療を開始する前には，使用前検査を受け，首長の使用許可を得ておく必要がある。

⑦診療用放射線装置等およびその使用室は使用許可対象施設であるため使用前検査時までに診療を開始できる状態にしておく必要がある。検査に間に合わない装置は再度使用許可の申請，使用前検査を受け，使用許可を受けるまで診療に用いることができなくなるので注意が必要である。

⑧診療用エックス線装置1台の設置で開設しようとする病院においては，使用前検査に設置が間に合わなければ使用許可を受けられず開設（診療を開始）することができなくなることもある。

3-2. 病院の開設後に診療用放射線装置等を新たに設置または更新・増設する場合

1）解説

①病院の構造設備の変更（施設の建て替え等を含む）にあたり，使用開始予定日・作業行程・図面等が決定した場合，管轄の保健所にその旨を連絡し事前協議を行うことを推奨する。

②事前協議により，変更の概要が確定したら変更許可の申請を行う。

③事前に届出が必要な装置等を新たに設置する場合は設置届を，更新・増設または使用室の構造変更を行う場合は変更届を変更許可申請時までに提出する。

④エックス線装置を新たに設置または更新・増設または使用室の構造変更をする場合は，変更許可申請時までに装置，使用室の概要等および遮へい計算書を提出する。

⑤書類審査により問題ないと判断された場合は，変更許可証が交付される。

⑥すべての構造設備が完成後，事前に届出が必要な装置等は漏えい線量測定結果を，エックス線装置を新たに設置（更新または増設）する場合は設置（変更）届を使用許可申請時までに提出し，使用前検査を受ける。

⑦使用前検査終了後，問題ないと判断された場合は，使用許可証が交付される。

2）ポイント

①病院の場合，開設者（個人・法人）にかかわらず事務手続きの内容は同じである。

②開設許可を受けた後に構造設備等変更しようとする場合は，首長の変更許可を得ておく必要がある。基本的には許可後に工事着工が可能となる。

③使用室の構造に変更がなく，装置の更新のみであっても，変更許可の手続きが必要となる。

④法の第21条第1項第6号の施設基準でエックス線置の設置が示され，規則第20条第7号により，エックス線置の設置が必要とされる診療科が規定されている。その基準が満たされ安全が担保されていることを設置届および遮へい計算書で確認する。

⑤診療放射線部門に係る遮へい計算書等の書類審査（特に事前に届出が必要な装置等に関するもの）において，計算の間違いや設計の不備などは，変更の許可を遅らせる原因ともなるので，少しでも疑義がある場合は，早めに管轄の保健所に相談し，行政手続法による標準処理期間の確認も望まれる。

⑥変更した構造設備等が使用許可対象施設である場合は，その使用を開始する前に使用前検査を受け入れ首長の使用許可を得ておく必要がある。

⑦診療用放射線装置等およびその使用室は使用許可対象施設であるので，検査時までに診療を開始できる状態にしておく必要がある。

3-3．病院の診療用放射線装置等を廃止する場合

1）解説

①変更の概要が確定したら変更許可の申請を行う。

②書類審査により問題ないと判断された場合は，変更許可証が交付される。

③変更許可を受けた後，撤去の作業に入り，廃止の日（装置の撤去を行った日）から10日以内に廃止届を提出する。

④使用室の変更後の用途が使用許可対象施設の場合は，使用許可の申請を行い使用前検査を受ける。使用前検査終了後，問題ないと判断された場合は，使用許可証が交付される。

⑤使用室の変更後の用途が使用許可対象施設でない場合は，施設の完成後すぐに使用許可が可能となる。

2）ポイント

①診療放射線装置を廃棄する場合であって，廃棄する診療放射線装置と同一区分の装置が同一施設内に複数ある場合には，廃止届ではなく変更届で台数の減少を届け出る。同一区分の装置をすべて撤去した場合には，廃止届を提出する。

②診療用放射性同位元素または陽電子断層撮影診療用放射性同位元素以外のものを廃止（廃棄）する場合には，廃止後は使用室の用途が変更になる。開設許可証を受けた構造

第 1 章 ● 許可・届出に関する手続き

設備を変更することになるため，首長の変更許可を得ておく必要がある。基本的には許可後に工事着工が可能となる。

③廃止の届出に関しては，エックス線装置のほか事前に届出が必要な装置等も事後（変更許可を受けた後に装置の撤去を開始した後）の届出となる。

④病院は，エックス線装置をすべて廃止することはできないので注意すること。

⑤変更した構造設備等が使用許可対象施設である場合は，その使用を開始する前に使用前検査を受け首長の使用許可を得ておく必要がある。

3-4. 診療用放射性同位元素または陽電子断層撮影診療用放射性同位元素を廃止する場合

1) 解説

①変更の概要が確定したら変更許可の申請を行う。

②書類審査により問題ないと判断された場合は，変更許可証が交付される。

③使用室内で保管されている放射性同位元素で汚染されたもの（注射針，廃棄設備のフィルタなど）を厚生労働省令で指定された事業者に廃棄を委託する。

④各使用室の床等に放射性同位元素による汚染がないかを検査・確認し，必要があれば除染の作業を行う。

⑤変更許可を受けた後，廃止の日（③，④の作業を開始した日）から 10 日以内に廃止届を提出する。

⑥③と④のすべての作業が完了した後，変更の工事着工となる。また，廃止後の措置の届出を提出する。ただし，届出は廃止の日から 30 日以内に提出する。

⑦使用室の変更後の用途が使用許可対象施設の場合は，使用許可の申請を行い使用前検査を受ける。使用前検査終了後，問題ないと判断された場合は，使用許可証が交付される。

⑧使用室の変更後の用途が使用許可対象施設でない場合は，施設の完成後すぐに使用が可能となる。

2) ポイント

①届出をしている複数の診療用放射性同位元素および陽電子断層撮影診療用放射性同位元素の一部を廃止または減量する場合には，その旨を変更届で届け出る（全体の数量が減少するので遮へい計算書等は必要ない）。

②診療用放射性同位元素または陽電子断層撮影診療用放射性同位元素を廃止する場合には，廃止後の使用室の用途が変更になる。開設許可を受けた構造設備を変更することになるため，首長の変更許可を得ておく必要がある。基本的には許可後に工事着工が可能となる。

③変更許可を受けた後，施設の変更を行う前に，放射性同位元素で汚染されたものの廃棄

および使用室等の除染を確実に行う必要がある。

④廃止の届出に関しては，事後（変更許可を受けた後に③を開始した後）の届出となる。

⑤廃止後の措置届の提出を③の結果とあわせて行う必要がある。

⑥変更した構造設備等が使用許可対象施設である場合は，その使用を開始する前に使用前検査を受け首長の使用許可を得ておく必要がある。

3-5. 診療所の開設時に診療用放射線装置等を設置する場合

1) 解説

①診療所の開設（移転等も含む）にあたり，開設日（診療開始日）・作業行程・図面等が決定した場合，管轄の保健所にその旨を連絡し事前協議を行い，行政手続法による標準処理期間の確認も望まれる。

②事前協議により，施設の概要が確定したら開設許可の申請を行う。

③事前に届出が必要な装置等を設置する場合は，開設許可申請時までに設置届を提出する。

④書類審査により問題ないと判断された場合は，開設許可が交付される。

⑤すべての構造設備が完成後，事前に届出が必要な装置等を設置する場合は漏えい線量測定結果を，設置後に届出が必要な装置（エックス線装置）を設置する場合はエックス線装置の設置届を使用許可申請時までに提出し，使用前検査を受ける。

⑥使用前検査終了後，問題ないと判断された場合は，使用許可証が交付される。

⑦診察を開始した後に，開設後の届を提出する。

2) ポイント

①法人が有床の診療所を開設しようとする場合は，首長より開設許可を得ておく必要がある。基本的には許可後工事着工が可能となる。

②開始許可の申請における書類は，病院の場合と比べて多くはない。しかし，書類の審査時に不備（法の基準を満たしていないなど）があった場合には訂正等で時間がかかることが予想される。したがって新しく施設の開設が決まったときには，管轄の保健所に必要書類や提出のおおまかな日程などを確認し，施設の図面等があればその内容について事前に打ち合わせておくことが大切である。

③法では診療所の施設基準に廊下幅（病床数10床以上の場合），病室の床面積・採光の面積等の基準が設けられているが，診療用放射線装置等およびその使用室についても，放射線防護に係る基準が設けられている。その基準が満たされ，安全が担保されていることを設置届および遮へい計算書等で確認する。

④事前に届出が必要な装置等を設置する場合，遮へい計算書等の書類審査において，計算の間違いや設計の不備などは，開設許可を遅らせる原因となるので，少しでも疑義がある場合は，早めに管轄の保健所に相談し内容等の確認をしておくことが大切である。

第1章 ● 許可・届出に関する手続き

⑤エックス線装置を設置する場合は，開設許可申請時に提出する書類は定められていないが，放射線の安全管理が担保されていることを確認する参考資料の添付が有用である。
・エックス線装置の概要
・診察室の隔壁の材質，厚さおよび扉の材質等を示した概要
　　なお，遮へい計算書の提出を求める自治体と，提出を必要としない自治体があるので事前に確認する。

⑥有床の診療所において，施設が完成し診療を開始する前には，使用前検査を受け首長の使用許可を得ておく必要がある。

⑦診療用放射線装置等およびその使用室は使用許可対象施設であるため使用前検査時までに診療を開始できる状態にしておく必要がある。検査に間に合わない装置は，再度使用許可の申請，使用前検査を受け，使用許可を受けるまで診療に用いることができなくなるので注意が必要である。

3-6. 診療所の開設後に初めて診療用放射線装置等を設置する場合

1）解説

①診療所の構造設備の変更（施設の建て替え等を含む）にあたり，使用開始予定日・作業行程・図面等が決定した場合，管轄の保健所にその旨を連絡し事前協議を行うことを推奨する。

②事前協議により，変更の概要が確定したら変更許可の申請を行う。

③事前に届出が必要な装置等を初めて設置する場合は，変更許可申請時までに設置届を提出する。

④書類審査により問題ないと判断された場合は，変更許可証が交付される。

⑤すべての構造設備完成後，事前に届出が必要な装置を設置する場合は，漏えい線量測定結果を，エックス線装置を設置する場合はエックス線装置の設置届を使用許可申請時までに提出し，使用前検査を受ける。

⑥使用前検査終了後，基準に合致すると判断された場合は，使用許可証が交付される。

2）ポイント

①開設後に初めて診療用放射線装置等を設置する場合は，開設許可を受けた診療所の構造設備を変更することになるため，首長の変更許可を得ておく必要がある。基本的には許可後に工事着工が可能となる。

②法では，診療所の施設基準に廊下幅（病床数10床以上の場合），病室の床面積・採光面積等の基準が設けられているが，診療用放射線装置等およびその使用室ついても，放射線防護に係る基準が設けられている。その基準が満たされ安全が担保されていること

を設置届および遮へい計算書等で確認する。

③事前に届出が必要な装置等を設置する場合は遮へい計算書等の書類審査に時間を要する。計算の間違いや設計の不備などは，変更許可を遅らせる原因ともなるので，少しでも疑義がある場合は，早めに管轄の保健所に相談し内容等の確認をしておくことが大切である。

④エックス線装置を設置する場合は，変更許可申請時に提出する書類は定められていないが，放射線の安全管理が担保されていることを確認するために，参考資料として装置の概要および診療室の隔壁の材質，厚さおよび扉の材質等を示した概要書の提出を求められることがある。

なお，遮へい計算書の提出を求める自治体と，提出を必要としない自治体があるので事前に確認する。

⑤有床の診療所において，変更した施設等が使用許可対象施設である場合は，その使用を開始する前に使用前検査を受け首長の使用許可を得ておく必要がある。

⑥診療用放射線装置等およびその使用室は使用許可対象施設であるので，検査時までに診療を開始できる状態にしておく必要がある。

3-7. 診療所の開設後に診療用放射線装置等を更新または増設する場合

1）解説

(1) 使用室の構造変更を伴う場合 (装置の更新または新たに使用室および装置を増設する)

①病院の構造設備の変更（施設の建て替え等を含む）にあたり，使用開始予定日・作業行程・図面等が決定した場合，管轄の保健所にその旨を連絡し事前協議を行うことを推奨する。

②事前協議により，変更の概要が確定したら変更許可の申請を行う。

③事前に届出が必要な装置等を更新または使用室の構造を変更または増設する場合は，変更許可申請時までに変更届を提出する。

④書類審査により問題ないと判断された場合は，変更許可証が交付される。

⑤すべての構造設備が完成後，事前に届出が必要な装置等の場合は漏えい線量測定結果をエックス線装置の場合はエックス線装置の変更届を使用許可申請までに提出し，使用前検査を受ける。

⑥使用前検査終了後，問題ないと判断された場合は，使用許可証が交付される。

(2) 使用室の構造変更を伴わない場合 (装置のみを更新および既存施設に増設する)

①診療所の装置の変更にあたり，使用開始予定日・作業行程・図面などが決定した場合，管轄の保健所にその旨を連絡し事前の協議を行うことを推奨する。

②事前に届出が必要な装置等を設置する場合は，変更届を提出する。書類審査により問題がないとの連絡を受けた後に装置の変更等を開始する。

③エックス線装置を設置する場合は，事前の申請することなく装置の変更等を開始できる。

④すべての構造設備が完成後，事前に届出が必要な装置等の場合は漏えい線量測定結果を，エックス線装置の場合はエックス線装置の変更届を使用許可申請時までに提出し，使用前検査を受ける。

⑤使用前検査終了後，問題ないと判断された場合は，使用許可証が交付される。

2）ポイント

①使用室の構造に変更の有無によって，申請内容が多少異なる。

②診療用放射線装置等を増設（使用室の増設）する場合は，開設許可を受けた診療所の構造設備を変更することになるため，首長の変更許可を得ておく必要がある。基本的には許可後に工事着工が可能となる。

③法では，診療所の施設基準に廊下幅（病床数 10 床以上の場合），病室の床面積・採光面積等の基準が設けられているが，診療用放射線装置等およびその使用室についても，放射線防護に係る基準が設けられている。その基準が満たされて安全が担保されていることを設置届および遮へい計算等で確認する。

④事前に届出が必要な装置等を変更する場合，遮へい計算等の書類審査において，計算の間違いや設計の不備などは，変更許可等を遅らせる原因ともなるので，少しでも疑義がある場合は，早めに管轄の保健所に相談し内容等の確認をしておくことが大切である。

⑤エックス線装置を変更する場合は，変更許可申請時に提出する書類は定められていないが，放射線の安全管理が担保されていることを確認する参考資料の添付が有用である。

・エックス線装置の概要

・診察室の隔壁の材質，厚さおよび扉の材質等を示した概要

　なお，遮へい計算書の提出を求める自治体と，提出を必要としない自治体があるので事前に確認する。

⑥エックス線装置を変更する場合に，変更許可の申請が必要ない場合でも，自治体によっては事前に施設の概要または遮へい計算の提出を求めているところもある。

⑦有床の診療所において，変更した施設等が使用許可対象施設である場合は，その使用を開始する前に使用前検査を受け首長の使用許可を得ておく必要がある。

⑧診療用放射線装置およびその使用室は使用許可対象施設であるので，検査時までに開始できる状態にしておく必要がある。

3-8. 診療所の診療用放射線装置等を廃止する場合

3-8-1 診療用放射性同位元素または陽電子断層撮影診療用放射性同位元素以外を廃止する場合

1）解説
①変更の概要が確定したら変更許可の申請を行う。

②書類審査により問題ないと診断された場合は，変更許可書が交付される。

③変更許可を受けた後，撤去の作業に入り，廃止の日（装置の撤去を行なった日）から10日以内に廃止届を提出する。

④使用室の変更後の用途が使用許可対象施設の場合は，使用許可の申請を行い使用前検査を受ける。使用前検査終了後，問題ないと判断された場合は，使用許可証が交付される。

⑤使用室の変更後の用途が使用許可対象施設でない場合は，施設の完成後すぐに使用が可能となる。

2）ポイント
①診療用放射線装置を廃棄する場合であって，廃棄する診療用放射線装置と同一区分の装置が同一施設内に複数ある場合には，廃止届ではなく変更届で台数の減少を届け出る。同一区分の装置をすべて撤去した場合には，廃止届を提出する。

②診療用放射性同位元素または陽電子断層撮影診療用放射性同位元素以外のものを廃止（廃棄）する場合には，廃止後の使用室の用途が変更になる。開設許可を受けた後に構造設備等を変更しようとする場合は，首長の変更許可を得ておく必要がある。基本的に許可後に工事着工が可能となる。

③　廃止の届出に関しては，エックス線装置のほか事前に届出が必要な装置等も事後（変更許可を受けた後に装置の撤去を開始した後）の届出となる。

④　有床の診療所において，変更した構造設備等が使用許可対象施設である場合は，その使用を開始する前に使用前検査を受け首長の使用許可を得ておく必要がある。

3-8-2. 診療用放射性同位元素または陽電子断層撮影診療用放射性同位元素を廃止する場合

1）解説
①変更の概要が確定したら変更許可の申請を行う。

②書類審査により問題ないと判断された場合は，変更許可証が交付される。

③使用室内で保管されている放射性同位元素で汚染されたもの（排気設備のフィルタなど）を厚生労働省令で指定された事業者に廃棄等を委託する。

④各使用室の床等に放射性同位元素による汚染がないかを検査・確認し，必要があれば除染の作業を行う。

⑤変更許可を受けた後，廃止の日（③，④の作業を開始した日）から10日以内に廃止届を提出する。

⑥③と④のすべての作業が完了した後，変更の工事着工となる。また，廃止後の措置の届出を提出する。ただし，届出は廃止の日から30日以内に提出する。

⑦使用室の変更後の用途が使用許可対象施設の場合は，使用許可の申請を行い使用前検査を受ける。使用前検査終了後，問題ないと判断された場合は，使用許可証が交付される。

⑧使用室の変更後の用途が使用許可対象施設でない場合は，施設の完成後すぐに使用が可能となる。

2）ポイント

①届出をしている複数の診療用放射性同位元素および陽電子断層撮影診療用放射性同位元素の一部を廃止する場合には，その旨を変更届で届け出る（全体の数量が減少するので遮へい計算書等は必要ない）。

②診療用放射性同位元素または陽電子断層撮影診療用放射性同位元素を廃止する場合には，廃止後の使用室の用途が変更になる。開設許可を受けた後に構造設備等を変更しようとする場合は，首長の変更許可を得ておく必要がある。基本的に許可後に工事着工が可能となる。

③変更許可を受けた後，施設の変更を行う前に，放射性同位元素で汚染されたものの廃棄および使用室等の除染を確実に行う必要がある。

④廃止の届出に関しては，事後（変更許可を受けた後に③を開始した後）の届出となる。

⑤廃止後の措置届の提出を③の結果とあわせて行う必要がある。

⑥有床の診療所において，変更した構造設備等が使用許可対象施設である場合は，その使用を開始する前に使用前検査を受け首長の使用許可を得ておく必要がある。

＊診療所の開設者（法人・個人），有床・無床の違いによって手続きの手順・内容に相違や省略等があるため事前に管轄の保健所に確認を行うこと。

2 診療用放射線の種類別の許可・届出

1．エックス線装置

1）医療法により，あらかじめ許可が必要なもの（変更を含む）
①病院等開設：放射線装置等を設置する場合の構造設備,用途等（法第7条）（法第8条）
②開設許可事項の変更（法第7条,法第27条）

注：介護保険法に基づく介護医療院は，医療を提供するため，医療法の「医療提供施設」に該当する。

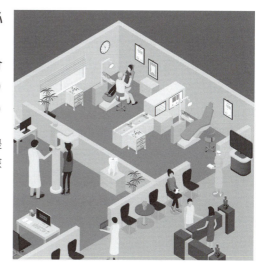

参考1：介護老人福祉施設の定義

　老人福祉法第20条の5に規定する特別養護老人ホームであって，当該特別養護老人ホームに入所する要介護者に対し，施設サービス計画に基づいて，入浴，排せつ，食事等の介護その他の日常生活上の世話，機能訓練，健康管理および療養上の世話を行うことを目的とする施設。

参考2：介護老人保健施設の定義

　要介護者であって，主としてその心身の機能の維持回復を図り，居宅における生活を営むことができるようにするための支援が必要である者に対し，施設サービス計画に基づいて，介護，医学的管理の下における介護および機能訓練その他必要な医療並びに日常生活上の世話を行うことを目的とする施設として，介護保険法第94条第1項の都道府県知事の許可を受けたもの。

2）医療法により，あらかじめの届出とともに RI 規制法に基づく許可が必要な装置

診療用高エネルギー放射線発生装置（第25条），診療用粒子線装置（第25条の2），診療用放射線照射装置（第26条），診療用放射線照射器具（第27条），放射性同位元素装備診療機器（第27条の2），診療用放射性同位元素又は陽電子断層撮影診療用放射性同位元素（第28条）を備えようとするとき。

3）医療法により，事後に届出が必要な装置（変更を含む）
①診療用エックス線装置を備えたとき（10日以内，規則第24条）。
②診療用エックス線装置の変更（10日以内，規則第29条）。
③診療用高エネルギー放射線発生装置，診療用粒子線装置，診療用放射線照射装置，診療用放射線照射器具，放射性同位元素装備診療機器，診療用放射性同位元素又は陽電子断層撮影診療用放射性同位元素を備えなくなったとき（規則第29条）。
④診療用放射性同位元素又は陽電子断層撮影診療用放射性同位元素の使用廃止に伴う措置の概要（30日以内，規則第29条）。

4）医療法により，期日までに届出が必要な事項（変更を含む）

翌年において使用を予定する診療用放射性同位元素又は陽電子断層撮影診療用放射性同位元素の届出書を毎年12月20日までに（第28条第2項）。

‐‐Q&A‐‐‐‐‐‐‐‐‐‐‐‐‐‐‐‐‐‐‐‐‐‐‐‐‐‐‐‐‐‐‐

Q エックス線室の診療用エックス線装置を変更する場合，室の構造に変更がないならば規則第29条の変更届出のみでいいのでしょうか。

A エックス線装置は，医療法第21条の施設の有無および構造設備の概要で規定されており，変更する場合は，構造設備の変更となります。変更許可（法第7条第2項）および構造設備の使用許可（法第27条）ならびに変更届（施行規則第29条）の手続きが必要です。

この場合の根拠は，「病院診療所のエックス線装置変更に関する開設許可事項変更及び構造設備使用検査について」（昭和32年10月24日 医発第922号）ですが，通知文書は，技術的な助言の位置づけのため，医療法第29条の変更届で可とする自治体もあります。

地方自治体によっては，病院・診療所・助産所に関する各種手続きを公開しているので参考になります。

https://Ndrecovery.niph.go.jp/trustrad/qa/?P=4243

2．放射線治療

　放射線発生装置および放射性同位元素を使用する場合，医療法のほかに RI 規制法による各種の手続きも必要であるが，二重規制ととらえず，放射線の共同管理と考えることが大切である。また，装置の導入といっても，放射線治療を新規に始める場合と装置の老朽化に伴い更新をする場合とでは手続きに多少の違いが生じるので，注意が必要である。

　一般的な許可申請または届出の流れを以下に示す。

RI 規制法第 3 条

　放射性同位元素であってその種類若しくは密封の有無に応じて政令で定める数量を超えるもの又は放射線発生装置の使用（製造〔放射性同位元素を製造する場合に限る〕，詰替え〔放射性同位元素の詰替えをする場合に限り，廃棄のための詰替えを除く〕及び装備〔放射性同位元素装備機器に放射性同位元素を装備する場合に限る〕を含む。以下同じ）をしようとする者は，政令で定めるところにより，原子力規制委員会の許可を受けなければならない。

同法第 2 項

　前項本文の許可を受けようとする者は，次の事項を記載した申請書を原子力規制委員会に提出しなければならない。

　上記のように定められており，そのほかの法律，政令，規則などにより表のような許可申請もしくは届出が必要となる。表 1-7 を書類のチェックリストとして活用されたい。また，それぞれに提出部数，提出時期，提出場所が違うため注意を要する。原子力規制庁への申請から使用開始までの流れの例を図 1-2 に示す。

表1-7 各法律による手続き一覧

法律	許可申請届け種類	提出先	提出時期
RI規制法	使用許可申請（使用許可変更申請）	放射線規制部門	あらかじめ
	放射線障害予防規程変更届	同上	装置設置前
	放射線取扱主任者選任届	同上	同上
	施設検査の申請	登録検査機関	許可証発行後受検40日前頃
医療法	高エネルギー放射線発生装置備付届	保健所	事前
	診療用放射線照射装置備付届	同上	事前
	診療用放射線照射器具備付届	同上	事前
	診療報エックス線装置備付届	同上	備付後10日以内
	病院開設許可事項一部変更許可申請	同上	事前
	病院開設許可（届出）事項一部変更許可申請書	同上	事前
電離放射線障害防止規則	機械等 設置・移転・変更届	労働基準監督署	工事開始の30日前
安衛法＊	放射線装置摘要書	同上	同上
電波法	高周波利用設備変更許可申請	各地総合通信局	使用開始1か月前
消防法	核燃料物質等の貯蔵又は取り扱いの届出	管轄消防署	あらかじめ

＊国立の機関では人事院規則

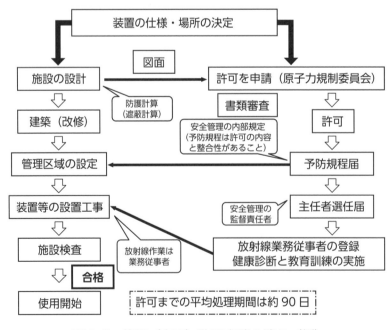

図1-2 使用（変更）許可申請の流れ（例）

2-1. RI 規制法

放射性同位元素および放射線発生装置の使用（変更）の許可を申請するために必要な準備について以下に示す。

1）施設の設計

新設であれば，医師と対象疾患，治療部位，使用方法などを十分に話し合い，防護計画を立てることから始め，装置の更新では，現状を把握し，新設と同様に将来構想の決定を確実に行うことである。最近は申請書，遮へい計算書などの作成を業者に依頼する施設が多いが，ここで最も重要なのは業者とのコミュニケーションであり，依頼するときには十分な打ち合わせを行う必要がある。自施設はどのような照射方法が多いのか，今後はどのような照射方法を行いたいのかなどにより，使用線量や使用時間を決定し，それが漏えい線量の法的規制限度内に収まるように検討する必要がある。それには管理区域とする場所の上下階および左右４平面隣接の状況，管理区域が病院敷地内のどこに位置するのか，敷地内の居住施設の有無，ある場合はどこにあるのか，RI規制法上の管理区域に最も近い病室はどこかなどを，図面を用いて業者と打ち合わせを行う必要がある。

許可の申請などをする際の詳細については，「RI規制法規則第2条　使用の許可の申請など」を参照されたいが，一般的に申請書に添えなければならない書面として簡易的には以下にあげるものを用意する。

・申請様式
・装置等の仕様書・概要書・カタログ
・病院の図面（敷地全体，建物および周囲の状況がわかるもの）
・遮へい計算に必要な材料証明
＊変更許可申請では前回の申請書および遮へい計算書など

・申請様式一式
　新規の許可申請と許可の変更申請では様式が違うので注意。
・法人にあっては，登記事項証明書（施設を新設する場合）
・予定使用開始時期および予定使用期間を記載した書面
・使用施設，貯蔵施設および廃棄施設を中心とし，縮尺および方位をつけた病院事業所内外の平面図
・使用施設，貯蔵施設及び廃棄施設の各室の間取りおよび用途，出入口，管理区域（RI規制法規則第22条の3第1項の規定の適用を受ける場合にあっては，同項の規定を適用する区域を含む）ならびに標識をつける箇所を示し，かつ，縮尺および方位をつ

けた平面図

・使用施設，貯蔵施設および廃棄施設の主要部分の縮尺をつけた断面詳細図

・RI 規制法規則第 14 条の 7 第 1 項第 3 号，同第 14 条の 9 第 3 号または同第 14 条の 11 第 1 項第 3 号の基準に適合することを示す書面および図面ならびに工場または事業所に隣接する区域の状況（同第 14 条の 7 第 1 項第 3 号ロかっこ書きの措置を講ずる場合に限る）を記載した書面

これは一般的に病院周辺の地図でよいと考える。

・RI 規制法規則第 14 条の 7 第 1 項第 6 号に規定する自動的に表示する装置または同項第 7 号に規定するインターロックを設ける場合には，放射性同位元素または放射線発生装置の使用をする室の平面図であって出入口および自動的に表示する装置またはインターロックを設ける箇所を示したものならびにインターロックの種類および機能の詳細を記載した書面

・RI 規制法規則第 14 条の 7 第 2 項および第 3 項に規定する場合には，放射性同位元素または放射線発生装置の使用の方法の詳細および放射線障害を防止するために講ずる措置を記載した書面

RI 規制法規則の手続様式は，原子力規制委員会ホームページ（http://www.nsr.go.jp/activity/ri_kisei/shinsei/shinsei1-1.html）からダウンロードできる。

また，様式第 1 中別紙様式は申請する種類によって違うので注意を要する。業者に委託するのであれば，これらの書面および図面の一部は業者が準備することが多いが，敷地および建物などの図面は自施設で準備する必要がある。ここで忘れてはいけないのが管理区域（治療室）の位置がわかる平面図と建物の立面図である。特に立面図は遮へい計算と漏えい線量計算の評価に必要である。さらに医療法の届出にも「隣接室名，上階，下階の室名並びに周囲の状況を明記した使用室の 50 分の 1 又は 100 分の 1 の縮尺平面図及び立面図を添付する」となっている。許可使用に係る変更の許可の申請（装置の更新）において，管理区域の工事を伴わないのであれば，前回の申請書の写しと遮へい計算書の写しがあると有益である。

2）放射化物保管または保管廃棄に関する設備について

RI 規制法規則第 14 条の 7 第 1 項 7 の 2 で「放射線発生装置から発生した放射線により生じた放射線を放出する同位元素によって汚染された物（以下「放射化物」という）であって放射線発生装置を構成する機器又は遮へい体として用いるものを保管する場合には，次に定めるところにより，放射化物保管設備を設けること」となっている。また，RI 規制法規則第 14 条の 11 の 8 で「放射性同位元素などを保管廃棄する場合（同第 19 条第 1 項第 13 号ニの規定により保管廃棄する場合を除く）には，次に定めるところにより，保管廃棄設備を設けること」となっている。

ターゲットの交換や装置の更新などがあらかじめ計画されていたとおりに行われれば，

日本アイソトープ協会へ委託廃棄を手配することが可能である。しかし，故障などによって部品交換が生じた場合に備えて，保管廃棄設備を設置しておくとよい。保管廃棄設備は可能なかぎり治療室（管理区域内）に設置するのがよい。理由として管理区域外に設置した場合，放射線の量を測定する期間が1か月を超えない期間ごとに行うことになるためである。

　放射化物保管設備は取り外した放射化物を，他の放射線発生装置で再使用するために譲渡するまで保管しておく設備であり，病院などの医療施設では考えられないため設置は不要と考えられるが，原子力規制委員会担当部門へ問い合わせる必要がある。なお，この2つの設備のみの設置に関して，許可使用に係る変更の許可の申請において施設検査は受けなくてよいとされている。施設の基準は主に以下のような項目である。

- 外部と区画された構造でなければならない
- 施錠設備が必要
- 耐火性の容器に入れて保管する

3) 許可証（承認証）が届いたら確認すべき項目
- 許可番号が数か所に記載されているが，許可番号が数か所に記載されているので，すべてのページを確認
- 申請書に記載した装置の定格などに誤りがないか
- 記事欄に申請書に基づく使用の方法などが記載されているが，数字の桁間違い，リニアックで方向利用率を定めている場合は，その比率の数字など

4) 施設検査
　RI規制法第12条の8により「特定許可使用者は，（略）当該使用施設などについて原子力規制委員会又は原子力規制委員会の登録を受けた者（以下「登録検査機関」という）の検査を受け，これに合格した後でなければ，当該使用施設などの使用をしてはならない」と定められている。施設検査の目的は，施設の技術上の基準や健全性を確認することであり，許可の内容に適合しているか否かについて検査をする。一般的に登録検査機関へ申請をして受検する。施設検査申請時に注意する点を以下に記す。

　原子力規制庁より許可証が送られてきた際に，施設検査が必要であるとの通知が同封されていた場合，申請内容を再確認し，疑問があれば担当部門へ問い合わせる。施設検査が不必要な事案が年間10件以上あると報告されている。施設検査対象外の例としては，以下のようなものがある。

- 放射線発生装置更新で使用する最大エネルギーの変更がない
- 遮へい能力に関する変更や工事がない
- 放射化物保管設備および保管廃棄設備の設置

　ほかには逆説的表現の条文であるが，RI規制法規則第14条の13を参照されたい。登

27

第1章 ● 許可・届出に関する手続き

録検査機関に施設検査の申請を行う場合，放射線障害防止法施行規則にある様式15の申請書に，次の書類を添えて登録検査機関に提出する。

- 許可通知の写し
- 放射線規制部門に提出した使用の許可などの申請の写し
- 使用施設などの位置を明示した事業所の平面図
- 使用施設などの実測平面図（縮尺の明確な平面図）
- 使用施設などの実測断面詳細図（縮尺の明確な断面詳細図）

施設の新設および建物の工事を伴う許可の変更申請の場合，施設検査受検時に準備しておく書面は以下のものである。

- 建設工事施工図面など
- コンクリートおよび鉄板等の遮へい体の厚さが確認できる写真など
- コンクリートおよび鉄板の材料証明書は，遮へい計算をするときに通常の密度で行っている場合は不要
- 部屋の入口扉の施工図
- 部屋の入口扉の遮へい体の厚さが確認できる製作時の写真など
- 部屋の入口扉に使用された遮へい体の材料証明
- 密度などが記載された鉛，ボロン入りポリエチレンの品質を示す材料証明書
- 空調ダクトの工事施工図
- 空調ダクトの遮へい体の厚さが確認できる施工時の写真など
- 空調ダクトに使用された遮へい体の材料証明
- インターロック用スイッチの設置状況写真
- 緊急停止または安全スイッチ，自動表示装置の位置を示す図面
- 漏えい線量測定記録（自主測定）
- 設備の自主点検記録

5）漏えい線量測定記録（自主測定）について

施設検査前に安全性の確認のため自主的に漏えい線量測定を行い，申請書の評価ポイントが法定内数値を担保できているか確認しておく（図1-3）。測定ポイントとしては，管理区域境界，事業所境界，最も近い病室，居住施設，照射野端および鉄板などの遮へい能力の変化点がある。また，ポイントのみを測定するのではなく，建屋躯体の劣化（脆弱性）の評価を目的に，適当な間隔で壁面全体をサーベイすることが重要である。詳細は，「エックス線診療室の管理区域漏洩線量測定マニュアル」（一般社団法人日本画像医療システム工業会）などを参考にするとよい。

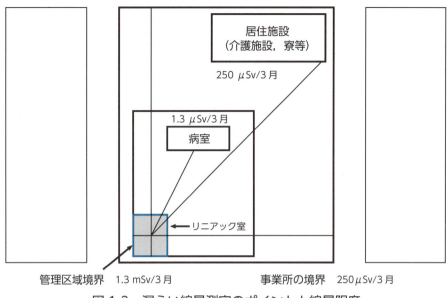

図 1-3　漏えい線量測定のポイントと線量限度

6) 登録検査機関について

現在，下記の 2 つが登録検査機関となっており，どちらでも施設検査を受検できる。なお，どちらも会社であるため費用に関して見積りをとって検討すべきである。
- 公益財団法人原子力安全技術センター（https://www.nustec.or.jp/）
- 株式会社放射線管理研究所（http://www.rami.co.jp/）

7) 遮へい計算について

最近ではモンテカルロシミュレーションで計算することも可能となっており，法令で計算方法は規定されていないが認められている。ただし，予期しないビームロス，施工の健全性，放射化の評価などの課題もあるため，使用する際は，注意が必要である。一般的には，遮へい計算を外部の専門家に依頼をしているが，要点とコツをつかめば計算式に当てはめることにより計算は可能である。公益財団法人原子力安全技術センターより出版されている次の 2 冊が参考になる。
- 放射線施設のしゃへい計算実務マニュアル 2015
- 放射線施設の遮蔽計算実務（放射線）データ集（2015）

遮へい計算を行うために最も重要なことは図面の準備である。施設検査の欄に図面をまず記載する。評価ポイントの決定，アイソセンタから平面図と立面図の評価ポイントまでの距離の計測，迷路を経由した治療室扉の外での漏えい中性子の評価，下がり壁の構造，ダクトの構造などと注意点は数多くあるが，許可の変更申請では以前の遮へい計算書があると，それを参考に計算ができるため控えをとっておくことは重要である。

また，リニアック室の遮へい計算において方向利用率を規定する場合は特に注意を払う必要がある。図 1-4 のように使用線量で許可をとる例では，最大使用線量を 50000 Gy/3 月，方向利用率を下向き 1.0，上向き 0.5，左右 0.25 と規定した場合，それぞれの最大使用線量は図のとおりである。しかし，それぞれを合計すると 50000 Gy/3 月を超えてしまう。つまり最大許可使用線量は全方向の合算線量が 50,000 Gy までということである。

RI 規制法の手続き開始と同時に医療法などの手続きも開始する必要があるが，各法律により提出時期が異なっているため注意を要する。

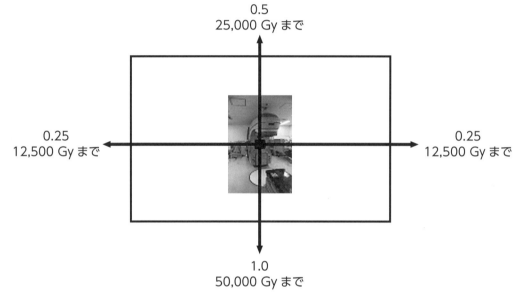

図 1-4　遮へい計算と方向利用率について

2-2. 医療法

医療法に関する手続きも，病院の所在地を管轄する保健所へ早い段階で一度相談し，提出時期などを相談すべきである。

①病院開設許可事項一部変更許可申請書
②病院開設許可事項一部変更使用許可申請書
③（自主検査）結果届出書

上記の申請について①と②は建物の増築，改修に関する事由がある場合は必要とされているため，その判断はあらかじめ保健所に確認するのがよいと考える。提出時期は両方と

も「事前」となっているが，①は工事などの開始前，②は使用開始前であるため十分な余裕が必要である。③についてもやはり相談を要す事項である。そのほか，装置などの届出は次のようなものがある。字句は法のとおり記載，RI規制法とは若干違いがある。法律により同じ用語であるにもかかわらず，漢字と平仮名の違いがあるが，このなかではそれぞれの法律の文面どおり記載する。

1）診療用高エネルギー放射線発生装置備付届

診療の用に供する1 MeV以上のエネルギーを有する電子線またはエックス線の発生装置を備える場合，事前に届け出る。

添付する書面及び注意事項

提出時期：事前

①隣接室名，上階及び下階の室名並びに周囲の状況を明記した診療用高エネルギー放射線発生装置使用室の平面図及び側面図を添付すること。

②漏えい放射線遮へい計算書

③使用室図は，照射方向，発生管の中心から天井，床及び周囲の画壁の外側までの距離（メートル）並びに防護物の材料及び厚さを記入した縮尺の明確な縮図とすること。

④管理区域の標識などの位置を使用室図中に記入すること。

⑤放射線診療に関する経歴欄には，医師，歯科医師又は診療放射線技師の免許登録番号及び年月日を記入すること。

⑥漏えい放射線測定記録は，届出に添付不要であるが，測定記録を保管しておくこと。

2）診療用放射線照射装置備付届

下限数量の1000倍を超える密封された放射性同位元素を装備している診療の用に供する照射機器を備える場合の様式。

添付する書面及び注意事項

提出時期：事前

①隣接室名，上階及び下階の室名並びに周囲の状況を明記した診療用放射線照射装置使用室，治療病室及び貯蔵室の平面図及び側面図を添付すること。

②診療用放射線照射装置使用室，治療病室及び貯蔵室の図面は，その各室ごとに照射方向，線源の中心から天井，床及び周囲の画壁の外側までの距離（m）並びに防護物の材料及び厚さを記入した縮尺の明確な縮図とすること。

③管理区域の標識などの位置を使用室図中に記入すること。

④放射線診療に関する経歴欄には，医師，歯科医師又は診療放射線技師の免許登録番号及び年月日を記入すること。

⑤漏えい放射線測定記録は，届出に添付不要であるが，測定記録を保管しておくこと。

3）診療用放射線照射器具備付届

下限数量を超え 1,000 倍までの密封された放射性同位元素を装備している診療の用に供する照射器具を備える場合の様式。

添付する書面及び注意事項は診療用放射線照射装置備付届の様式と同じ

提出時期：事前

4）診療用エックス線装置備付届

定格出力の管電力が 10 kV 以上の診療用エックス線装置を備えた場合の様式。

提出時期：備付後 10 日以内

①隣接室名，上階及び下階の室名並びに周囲の状況を明記したエックス線診療室の 50 分の 1 の平面図及び立面図。

②漏えい線量測定結果（測定年月日，測定器の名称，測定者，測定条件，ファントム，漏えいの有無）

5）診療用高エネルギー放射線発生装置・診療用放射線照射装置・診療用放射線照射器具・放射性同位元素装備診療機器・診療用放射性同位元素に関する変更届

上記の装置またはその他に関する変更の場合。

提出時期：事前

添付する書類：変更事項に関する書類

6) 診療用高エネルギー放射線発生装置・診療用放射線照射装置・診療用放射
線照射器具・放射性同位元素装備診療機器・診療用放射性同位元素廃止届

提出時期：廃止後 10 日以内
添付する書類：なし

いずれの手続きにおいても病院の所在地を管轄する保健所へ事前に相談するべきである。

2-3. 安衛則（第 85 条，第 86 条），電離則

両摘要書に添付する書面および図面は，診療用高エネルギー放射線発生装置については RI 規制法の申請に使用する添付書類を流用可能である。

提出時期：工事着工 30 日前までに
提出場所：管轄する労働基準監督署
提出書類：
・放射線装置設置・移転・変更届
・放射線装置摘要書
・放射線装置室など摘要書
・管理区域を示す図面
・放射線装置を用いる業務，製品及び作業工程の概要を記載した書面

2-4. 電波法高周波利用設備申請

直線加速器などの放射線発生装置は，電波法第 100 条第 1 項第 2 号および電波法施行規則第 45 条 1 項，2 項，3 項に規定される，総務大臣の許可を受けなければならない高周波利用設備に該当する（10 kHz 以上かつ 50 W 以上）。そのため，RI 規制法と同様に新規の許可申請または変更許可申請が必要である。

提出時期：使用開始 1 か月前
提出場所：管轄する地方総合通信局
提出書類：高周波利用設備許可申請書または変更許可申請書

- 高周波利用設備申請書，届出書の添付書類
- 装置の外観図または写真（カタログ）
- 設置場所付近の地図
- 設置場所を中心に半径約 200 m の建物，空地，道路などの状況がわかる略図

2-5. 火災予防条例

　自治体条例により定められた放射線同位元素などの貯蔵や取り扱いにも届出が必要である。添付する書面は貯蔵・取扱施設の付近図，平面図，構造図および設備図であり，必ず放射線取扱主任者などが同行して説明を行うべきである。

提出時期：あらかじめ
提出場所：管轄する消防署
提出書類：各自治体条例に規定された条文による様式

3. 核医学

　診療用放射性同位元素に係る法令は，医療施設の監理・装置の整備方法等を定めた医療法のみならず，特定放射性同位元素の防護を追加した「放射性同位元素等の規制に関する法律（以下，「RI 規制法」という）に基づく許可・届出手続きが必要である。

1）あらかじめ許可が必要なもの（変更を含む）
　2018（平成 30）年 4 月 1 日に放射性同位元素等による放射線障害の防止に関する法律（障害防止法）の改正法第 4 条関係が施行されたことに伴い，各事業所は改正に係る主要な事項を放射線障害予防規程*に反映し，2019（令和元）年 8 月 30 日までに変更の届出を行い，2019（令和元）年 9 月 1 日からの RI 規制法の施行に備える必要が生じた。
　①放射線発生装置，密封された放射性同位元素，放射性医薬品でない放射性同位元素，放射性同位元素装備機器の使用の許可（RI 規制法第 3 条）
　②使用施設等の変更（第 3 条第 2 項第 2 号から第 7 号で，軽微なものは除く：RI 規制法第 10 条）

[＊放射線障害予防規定について]

　障害防止法においても，放射性同位元素等および放射線発生装置の取り扱いに係る放射線障害を防止するため，使用者等自らが安全管理を確実に実施するために必要な事項を予防規定に定める必要はあったが，RI規制法では具体的な手順，方法および連絡先等について段階化を図るなど利用形態に応じて見直す必要が定められた。

　なお，放射線障害予防規定に定めるべき事項は次のとおりである。

　１．放射線取扱主任者その他の放射性同位元素等又は放射線発生装置の取扱いの安全管理に従事する者に関する職務及び組織に関すること（見直し）

　　　組織，責任者及び指揮系統を明確に定める。

　２．放射線取扱主任者の代理者に関すること（見直し）

　　　主任者が職務を行うことができない期間に，監督等がなされるよう代理者を選任及び解任する手順並びにその職務を定める。

　３．放射線施設の維持及び管理並びに放射線施設の点検に関すること（見直し）

　　　点検の項目，手順並びに結果を踏まえた必要な措置を講じる手順を実態に即して定める。

　４．放射性同位元素又は放射線発生装置の使用に関すること

　　　使用する放射性同位元素の密封の有無及び性状等並びに放射性発生装置の性能等の実態に即し使用の方法を定める。

　５．放射性同位元素等の受入れ，払出し，保管，運搬又は廃棄に関すること

　　　受入れ，払出し，保管，運搬又は廃棄をする放射性同位元素等の性状及び数量等並びに事務所等の実態に即しRI規制法規則第21条第1項第4号の規定に基づく使用を除く取扱いの方法を定める。

　６．放射線の量及び放射性同位元素による汚染の状況の測定並びにその測定の結果についての措置に関すること

　　　放射線障害の発生するおそれのある場所及び放射線施設に立ち入った者についての具体的な測定方法及びその結果についての措置を定める。

　７．放射線障害を防止するために必要な教育及び訓練に関すること

　　　放射性同位元素等の性状及び数量，放射線発生装置の種類並びにこれらの使用等の実態に応じて適切な時間数を定める。

　８．健康診断に関すること

　　　健康診断の具体的な方法を定める。

9．放射線障害を受けた者又は受けたおそれのある者に対する保健上必要な措置に関すること

　健康診断を受けた結果又はその他の健康診断を受けた結果，放射線障害を受けた者又は受けたおそれのあるものに対し保健上の必要な措置を定める。

10．記帳並びに保存に関すること

　備えるべき記帳の種類及び保存期間を定める。

11．地震，火災その他の災害が起こったときの措置に関すること

　放射線施設並びに放射性同位元素等及び放射線発生装置の被害の状況を確認することを定める。

12．危険時の措置に関すること

　放射線障害の発生するおそれ又は放射線障害が発生した場合に必要な措置及びそのために必要な準備を定める。

13．放射線障害のおそれのある場合又は放射線障害が発生した場合の情報提供に関すること（新設）

　放射線障害のおそれがある場合又は放射線障害が発生した場合に，公衆及び報道機関等の外部にも正確な情報を提供し，また外部からの問い合わせに対応するための方法を定める。

14．応急措置を講ずるために必要な事項であって次に掲げるものに関すること(新設)

　イ　応急の措置を講ずる者に関する職務及び組織に関すること

　ロ　応急の措置を講ずるために必要な設備又は資機材の整備に関すること

　ハ　応急の措置に係る訓練の実施に関すること

　ニ　都道府県警察，消防機関及び医療機関その他の関係機関との連携に関すること

　　　想定されるべき事象ごとに応急の措置を講ずべき判断基準及び対応の手順をあらかじめ定める。

15．放射線障害の防止に関する業務の改善に関すること（新設）

　安全性をより一層向上させるために，マネジメント層を含む事業者全体の取り組みとして放射線障害の防止に関し，継続的に改善を行う体制及び方法を定める。

16．放射線管理の状況の報告に関すること

　法令を確実に遵守するため原子力規制委員会に報告する事項，報告時期及び報告する責任者をあらかじめ定める。

17．廃棄物埋設地に埋設した埋設廃棄物に含まれる放射能の減衰に応じて放射線障害の防止のために講ずる措置に関すること

　事業が見込まれた段階で放射線障害の防止のために講ずる措置を具体的に定める。実態に即し独自に放射線障害の防止に必要な事項。

18. その他放射線障害の防止に関し必要な事項

　なお，危険性の高い放射性同位元素（特定放射性同位元素，以下「特定RI」という）の防護措置として，発散された場合において人の健康に重大な影響を及ぼすおそれがあるものであって，その種類または密封の有無に応じて原子力規制委員会が定める数量（D値）が示された。密封された放射性同位元素のセキュリティに関する分類（表1-8）と，密封されていない放射性同位元素のD値24種類（表1-9）を示す。

　放射線治療に利用される医療機器として ^{60}Co を使用したガンマナイフ，^{192}Ir や ^{60}Co を利用したアフターローディング装置（RALS）や ^{137}Cs を利用した血液照射装置などは特定RIに該当する場合がある（表1-10）。

　なお現在，わが国で使用されている高/中線量率小線源治療用線源の ^{192}Ir および ^{60}Co は，それぞれ370 GBq および74 GBq であるので，D値（表1-9）との放射能比を求めると，

　　^{192}Ir：370 GBq/80 GBq = 4.625
　　^{60}Co：74 GBq/30 GBq = 2.47

となり，表1-10で示されるように区分3として取り扱われることになる。

　また，特定RIに該当する密封されていないRIとして ^{18}F（D値は30 TBq）と ^{99m}Tc（D値は700 TBq）とTBqオーダーのため，医療施設はこの法令の適用範囲外である。

表1-8　　密封された放射性同位元素（RI）のセキュリティに関する分類

密封されたRI	特定RI数量告示別表第1の第1欄に掲げるRIの種類に応じて第2欄に掲げる数値（D値）以上のもの
密封されていないRI（固体状であって粉末でなく，揮発性，可燃性，水溶性のいずれでもないもの）	1つの使用室（貯蔵室などを含む）にあるRIについて，特定RI数量告示別表第1の第1欄に掲げるRIの数量に応じて第2欄に掲げる数量（D値）以上のもの
上記を除く密封されていないRI	1つの使用室（貯蔵室などを含む）にあるRIについて，特定RI数量告示別表第2の第1欄に掲げるRIの数量に応じて第2欄に掲げる数量（D値）以上のもの

第1章 ● 許可・届出に関する手続き

表 1-9　密封されていない放射性同位元素の D 値

特定放射性同位元素の数量を定める告示　別表第 1　（単位 TBq）

第 1 欄	第 2 欄	第 1 欄	第 2 欄	第 1 欄	第 2 欄
^{55}Fe	8×10^2	^{106}Ru	3×10^{-1}	^{192}Ir	8×10^{-2}
^{57}Co	7×10^{-1}	^{109}Cd	2×10^1	^{198}Au	2×10^{-1}
^{60}Co	3×10^{-2}	^{124}Sb	4×10^{-2}	^{204}Tl	2×10^1
^{63}Ni	6×10^1	^{137}Cs	1×10^{-1}	^{210}Po	6×10^{-2}
^{68}Ge	7×10^{-2}	^{147}Pm	4×10^1	^{226}Ra	4×10^{-2}
^{75}Se	2×10^{-1}	^{153}Gd	1×10^0	^{241}Am	6×10^{-2}
^{90}Sr	1×10^0	^{169}Yb	2×10^1	^{244}Cm	5×10^{-2}
^{103}Pb	9×10^1	^{170}Tm	2×10^1	^{252}Cf	2×10^{-2}

表 1-10　特定放射性同位元素の区分

	密封（一部非密封を含む）	非密封
区分1	特定 RI 数量告示別表第 1 の第 1 欄に掲げる RI の種類に応じて，第 2 欄に掲げる数量の 1000 倍以上のもの。 例：Co-60：30 TBq 以上（ガンマナイフ），Cs-137：100 TBq 以上（血液照射装置）	使用室等で使用，保管または廃棄しようとする特定 RI について，特定 RI 数量告示別表第 2 の第 2 欄に掲げる数量の 1000 倍以上のもの。
区分2	特定 RI 数量告示別表第 1 の第 1 欄に掲げる RI の種類に応じて，第 2 欄に掲げる数量の 10 倍以上，1000 倍未満のもの。 例：Cs-137：1 TBq 以上 100 TBq 未満（血液照射装置） 非破壊検査装置用で，第 2 欄に掲げる数量の 1 倍以上 10 倍未満のもの。	使用室等で使用，保管又は廃棄しようとする特定 RI について，特定 RI 数量告示別表第 2 の第 2 欄に掲げる数量の 10 倍以上のもの。
区分3	特定 RI 数量告示別表第 1 欄に掲げる RI の数量に応じて第 2 欄に掲げる数量の 1 以上 10 倍未満のもの。 例：Co-60：0.03 TBq 以上 0.3 TBq 未満（RALS），Ir-192：0.08 TBq 以上 0.8 TBq 未満（RALS）	使用室等で使用，保管又は廃棄しようとする特定 RI について，特定 RI 数量告示別表第 2 の第 2 欄に掲げる数量の 1 以上 10 倍未満のもの。

2）事後に届出が必要なもの（変更を含む）
①届出使用の変更（あらかじめ：RI 規制法第 3 条の 2 第 2 項）
②許可使用者の氏名又は名称及び住所，法人の代表者の変更（30 日以内：RI 規制法第 3 条の 2 第 3 項）
③許可証記載事項の変更（30 日以内：第 3 条第 2 項第 1 号：RI 規制法第 10 条）
④放射線障害予防規程を作成（使用開始前）及び変更した時（30 日以内：RI 規制法第 21 条）
⑤放射性同位元素若しくは放射線発生装置のすべての使用を廃止した時（遅滞なく：RI 規制法第 27 条，RI 規制法規則第 25 条）
⑥放射線取扱主任者を選任または解任した時（30 日以内：RI 規制法第 34 条）
⑦放射線取扱主任者の代理者を選任または解任した時（30 日以内：RI 規制法第 37 条）

4. MRI

1）高周波利用設備（医療用設備）の許可申請

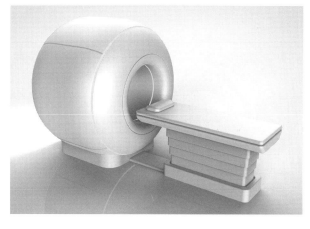

　MRI 装置は臨床検査装置に該当し，放射線治療装置と同様に，電波法高周波利用設備の申請が必要である。また，MRI 装置そのものの診療用放射線機器としての届出の必要はないが，医療法第 27 条の規定に基づき，MRI 使用室を臨床検査設備として使用するための許可申請等が必要となる。MRI 装置に係る届出に関する明確な規定はないが，医療法第 20 条（清潔保持等）を根拠に届出を必要とする自治体が多い。

　医薬品医療機器等法第 2 条で，放射線機器のなかでも放射線治療装置は，副作用・機能障害を生じた場合，人の生命・健康に重大な影響を与えるおそれがある「高度管理医療機器」に分類され，MRI 装置は「医療機器」であり，医療機器のリスクに応じたクラス分けでは診断用エックス線装置とともに「管理医療機器」と分類されている（図 1-5 参照）。

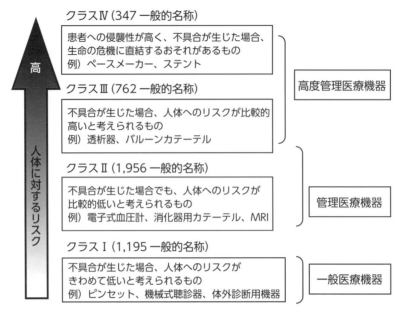

図 1-5　医療機器のクラス分類

　また，MRI 装置は高周波利用設備に該当するため，電波法に基づく高周波利用設備の許可を受けなければならない。高周波利用設備とは，電線路に 10 kHz 以上の高周波電流を通ずる電信，電話，その他の通信設備および 10 kHz 以上の高周波電流を利用して医療，工業などの分野で幅広く活用されているものをいう。しかし，高周波利用設備から漏えいする電波が他の無線通信に妨害を与えるおそれがあるため，一定の周波数または電力を使用する高周波利用設備を設置しようとする者は，設置する前に許可を受ける必要がある。
　また，許可を受けた設備を変更（増設，撤去，設置場所の変更など）しようとするとき，廃止しようとするときまたは譲り渡すときなどの場合にも手続が必要となる。高周波利用設備設置などのための手続きの一覧を表 1-11 に示す。

表 1-11　高周波利用設備設置等のための手続き

	根拠法令	関連規定	手続規定
設置の許可申請	電波法第 100 条第 1 項	電波法施行規則第 45 条	無線局免許手続規則 第 26 条
変更等の許可の 申請または届出	電波法第 100 条第 1 項 （電波法第 17 条準用）	電波法施行規則第 45 条の （許可を要しない変更の工事）	無線局免許手続規則 第 299 条
許可を受けた者の 地位の継承の届出	電波法第 100 条第 4 項		無線局免許手続規則 第 28 条第 2 項
許可状の 訂正の申請	電波法第 100 条第 5 項 （電波法第 21 条準用）		無線局免許手続規則 第 28 条第 1 項
廃止の届出	電波法第 100 条第 5 項 （電波法第 22 条準用）		無線局免許手続規則 第 30 条
許可状の返納	電波法第 100 条第 5 項 （電波法第 24 条準用）		
現状を示す 書類の証明の申請			電波法施行規則 第 45 条の 3 第 2 項
許可状の 再交付申請		無線局免許手続規則 第 28 条第 3 項	無線局免許手続規則 第 26 条第 2 項

　高周波利用設備は，大別すると「通信設備」と「通信設備以外の設備」に分類される。MRI 装置は，許可が必要な「通信設備以外の設備」のうち医療用設備に該当する（表1-12）。

　また超電導マグネットを用いる MRI 装置は，液体ガスの冷媒（He，N_2）を利用し超電導状態温度を保っている。液体ガス容器の圧力は安定稼働状態では，大気圧力に平衡あるいは逆流を防止する目的で微弱な加圧状態となっている。このため，性質上事故を起こす可能性があり「高圧ガス保安法」による規制も受ける。

表 1-12　高周波利用設備の分類

設備の種別		設備の詳細
通信設備以外の設備	医療用設備	高周波エネルギーを医療のために使用するもの。
	工業用加熱設備	高周波エネルギーを木材，合板の乾燥，繭の乾燥，金属の熔融，金属の加熱，真空管の排気等の工業生産に使用するもの。
	各種設備	高周波エネルギーを直接負荷に与え又は加熱や電離などに使用するもの（医療用設備，工業用加熱設備を除く）。

電波法の関係条文を以下に示す。

第1章 ● 許可・届出に関する手続き

（高周波利用設備）

第100条　左に掲げる設備を設置しようとする者は，当該設備につき，総務大臣の
　　許可を受けなければならない。

　　一　電線路に10kHz以上の高周波電流を通ずる電信，電話その他の通信設備（ケー
　　　ブル搬送設備，平衡二線式裸線搬送設備その他総務省令で定める通信設備を除く。）

　　二　無線設備及び前号の設備以外の設備であって10kHz以上の高周波電流を利用
　　　するもののうち，総務省令で定めるもの

2　前項の許可の申請があったときは，総務大臣は，当該申請が第五項において準用
　　する第28条，第30条又は第38条の技術基準に適合し，且つ，当該申請に係る
　　周波数の使用が他の通信（総務大臣がその公示する場所において行なう電波の監
　　視を含む。）に妨害を与えないと認めるときは，これを許可しなければならない。

3　第1項の許可を受けた者が当該設備を譲り渡したとき，又は同項の許可を受け
　　た者について相続，合併若しくは分割（当該設備を承継させるものに限る。）があっ
　　たときは，当該設備を譲り受けた者又は相続人，合併後存続する法人若しくは合
　　併により設立された法人若しくは分割により当該設備を承継した法人は，同項の
　　許可を受けた者の地位を承継する。

4　前項の規定により第1項の許可を受けた者の地位を承継した者は，遅滞なく，
　　その事実を証する書面を添えてその旨を総務大臣に届け出なければならない。

5　第14条第1項及び第2項（免許状），第17条（変更等の許可），第21条（免
　　許状の訂正），第22条，第23条（無線局の廃止），第24条（免許状の返納），第
　　28条（電波の質），第30条（安全施設），第38条（技術基準），第38条の2（無
　　線設備の技術基準の策定等の申出），第71条の5（技術基準適合命令），第72条（電
　　波の発射の停止），第73条第5項及び第7項（検査），第76条，第77条並びに
　　第81条（報告等）の規定は，第1項の規定により許可を受けた設備に準用する。

--Q&A---------------------------------

Q1　高周波利用設備を無許可で使用した場合，罰則となりますか。

A1　電波法では，高周波利用設備を無許可で使用した場合は，「1年以下の懲役又は
100万円以下の罰金に処する」（電波法第110条第1項第4号）と規定されています。

Q2　許可を受けているすべての高周波利用設備を別の場所に移設する場合，どのような
申請が必要でしょうか。

A2　変更許可申請書により設置場所の変更の手続が必要です。なお，一部分の高周波利

用設備を別の場所に移設する場合，移設する装置の「変更届」（撤去の手続）を行い，その後，新たに移設先の場所で「新設」として許可申請が必要になります。

Q3 高周波利用設備を廃止（撤去）する場合，どのような申請が必要でしょうか。
A3 許可を受けているすべての高周波利用設備を撤去する場合は「廃止届」，一部分であれば「変更届」が必要となります。

---

5. 報告・通報が必要なもの

1) 医療法
①地震，火災その他の災害又は盗難，紛失その他の事故により放射線障害が発生し，又は発生するおそれがある場合（直ちに：規則第30条の25）

2) 放射性同位元素等の規制に関する法律
①盗取，所在不明その他の事故が生じた時（遅滞なく：RI規制法第31条の2，第32条）
②地震，火災その他の災害が起こったことにより，放射線障害のおそれのある場合または放射線障害が発生した事態を発見した時（直ちに：RI規制法第33条）
③危険時の措置（RI規制法第33条，放射性同位元素使用施設等における事故・トラブル等の緊急時における連絡について（原規放発第1803076号））
④放射線施設を廃止したときは，放射性同位元素による汚染の除去その他の講じた措置（30日以内：RI規制法規則第39条）
⑤放射性同位元素の盗難，紛失（所在不明）が生じた時（RI規制法規則第28条の3）
⑥放射性同位元素が異常に漏えいした時（RI規制法規則第28条の3）
⑦放射線業務従事者が実効線量限度又は等価線量限度を超えるおそれのある被ばくがあった時（RI規制法規則第28条の3）
⑧放射線業務従事者の計画外の被ばくに該当する場合（RI規制法規則第28条の3）
⑨放射線障害が発生し，又は発生するおそれのある時（RI規制法規則第28条の3）
⑩放射線施設の廃止に伴う措置（当該措置に関する計画についてはあらかじめ：RI規制法規則第26条）
⑪放射線管理状況報告書の提出（当該年度の経過後3月以内：RI規制法規則第39条）

3) 電離放射線障害防止規則
①事故が発生し，その事故によって受ける実効線量当量が15mSvを超えるおそれがある

区域が生じた時（速やかに：電離則第43条）

②医師の診察又は処置を受けさせる（速やかに：電離則第44条）

③電離放射線健康診断結果報告書（遅滞なく：電離則第58条）

4）人事院規則

①緊急時等が発生した時（速やかに：人事院規則10-5第21条）

②放射線障害防止管理規定を作成した時（速やかに：人事院規則第10-5第27条）

③職員の勤務する場所において死亡，負傷する等の災害が発生した時（速やかに通報，報告書は20日以内：人事院規則10-4第35条）

*診療用放射線装置などの届出記載内容は，自治体の様式によって異なることがある。

参考文献

1）高橋康幸ほか：医療法における放射線管理の実態調査．日放技学誌，61（12），1816-1825，1997.

2）総務省ホームページ https://www.tele.soumu.go.jp/index.htm（アクセス日：2019年4月22日）

3）総務省関東総合通信局ホームページ http://www.soumu.go.jp/soutsu/kanto/other/koshuha/index.html（アクセス日：2019年4月22日）

4）高橋康幸ほか：医療領域における電波法，労働安全衛生法の認識調査．日放技師会誌，45（9），1816-1825，1998.

5）日本放射線公衆安全学会：医療放射線管理についてのQ&A No.9, MRI装置の法令手続きと施設基準．日放技師会誌，54（1），94～98，2007.

6）諸澄邦彦：「放射性同位元素等による放射線障害の防止に関する法律」の改正について．日放技師会誌，64（10），89～95，2017.

第2章

医療放射線部門の安全管理

1 自主点検

1. 医療従事者

1) 医療法における放射線診療従事者等

診療用放射性同位元素又はエックス線装置等の取り扱い，管理又はこれに付随する業務に従事する者であって，管理区域に立ち入る者である。具体的には放射線診療に従事する又は放射性医薬品を取扱う医師，歯科医師，診療放射線技師，看護師，准看護師，歯科衛生士，臨床検査技師，薬剤師等をいう（医政発 0315 第 4 号，平成 31 年 3 月 15 日）。

2) RI 規制法における放射線業務従事者

放射性同位元素等又は放射線発生装置（病院で診療に用いられる一般の診断用エックス線装置や放射性医薬品は含まれない）の取扱い・管理又はそれに付随する業務（以下，取扱等業務）に従事する者であって，管理区域に立ち入る者と定義される。職種による区別はない(RI 規制法規則第 1 条第 8 号)。病院が RI 規制法の適用を受ける例としては，研究等，診療を目的としない放射線・放射性同位元素を使用する場合の他，高エネルギー放射線発生装置，放射線照射装置，照射器具の使用や PET 検査薬を院内製造するサイクロトロン室，ホットラボ，製品検査室での放射線・放射性同位元素の取扱い等である。

3) 電離放射線障害防止規則（電離則）及び人事院規則における放射線業務従事者

労働者の安全と健康を守るという目的から労働安全衛生法に関連して電離則（国家公務員の場合は人事院規則）が定められており，管理区域内において放射線業務（使用，廃棄，運搬，貯蔵またはこれに付随する業務）に従事する労働者を「放射線業務従事者」と定義している（電離則第 4 条）。

医療法第 25 条第 1 項の規定に基づく立入検査では，従業者や必要に応じ各種免許との照査が行われる。また，放射線関係職員については，健康管理体制や被ばく防止に関する措置，エックス線装置等に関する記録なども確認される。

第 2 章 ● 診療用放射線の安全管理

-- Q & A -----------------------

Q1 外部被ばく線量を測定しなければならない従事者は，どのような職種が該当しますか。

A1 管理区域に立ち入る放射線診療従事者は，外部被ばく線量を測定しなければなりません（規則第 30 条の 18 第 2 項，RI 規制法規則第 20 条，電離則第 8 条）。放射線業務従事者以外の一時的に立ち入る労働者で実効線量を計算により求めるか，もしくは管理区域内において放射線業務従事者と行動をともにする場合であって，かつ 0.1 mSv を超えないことが確認できる場合は，線量の測定を行ったものとみなして取り扱って差し支えありません。ただし，当該労働者の管理区域への立ち入りの記録を次の事項について行い，これを少なくとも立入り後 1 年間保存することが望ましいとされています（基発第 253 号，平成 13 年 3 月 30 日，厚生労働省労働基準局長通知）。

　参考までに，「電離放射線健康診断個人票」を示しますが，医師が必要でないと認めるときは，検査または検診の全部または一部を省略することができ，被ばく歴の有無の調査およびその評価の「問診」は省略できないことに注意が必要です。

イ　管理区域に立ち入った年月日及び時刻並びに当該管理区域から退出した年月日及び時刻

ロ　管理区域のうち立ち入った場所

ハ　管理区域に立ち入った目的及び作業内容

二　管理区域内で当該労働者と行動をともにする放射線業務従事者等の個人モニタリングを行った同行者がいた場合には，当該同行者の氏名，所属及び職務内容

Q2 健康診断における胸部エックス線検診車で診療放射線技師が撮影する際には医師の立ち合いは必要でしょうか。

A2 健康診断として，胸部エックス線撮影のみを行う場合，立ち合いは必要ありません。しかしながら，医師の立ち合いなく診療放射線技師が胸部エックス線検査を実施する場合には，責任医師等を明示した実施計画書を作成し，各市町村への提出が必要になります（診療放射線技師法第 26 条）（健発 0625 第 19 号，がん予防重点健康教育及びがん検診実施のための指針の一部改正について，平成 26 年 6 月 25 日，厚生労働省健康局長通知）。

様式第1号の2（第57条関係）

電離放射線健康診断個人票（記載例）

氏　　　名	○○　□□□	性　別	男・⊕	生　年　月　日	1975年9月19日	雇　入　年　月　日	2009年4月1日

放射線業務の経歴（他の事業におけるものを含む。）	期　　　　間	年　月　日から　年　月　日まで	年　月　日から　年　月　日まで	年　月　日から　年　月　日まで	①前回の健康診断までの実効線量 0mSv（　0mSv　）
	業　　務　　名				

②	被　ば　く　歴　の　有　無	

③	判　定　と　処　置	

健　康　診　断　年　月　日	2009年4月10日	2010年9月16日	2010年3月10日	
現　在　の　業　務　名	放射線業務（一般撮影）	放射線業務（一般撮影）	放射線業務（一般撮影）	

前回の健康診断後に受けた線量	実効線量	外部被ばくによるもの（事故等によるものを除く。）（mSv）	0	0.5	0.6	
		内部被ばくによるもの（事故等によるものを除く。）（mSv）	0	0	0	
		④　事　故　等　に　よ　る　も　の（mSv）	0	0	0	
		計（mSv）	0	0.5	0.6	
	等価線量	眼の水晶体	事故等によるものを除くもの（mSv）	0	1.9	2.3	⑤
			⑥　事　故　等　に　よ　る　も　の（mSv）	0	0	0	
			計（mSv）	0	1.9	2.3	
		皮膚	事故等によるものを除くもの（mSv）	0	1.7	2.2	⑤
			⑥　事　故　等　に　よ　る　も　の（mSv）	0	0	0	
			計（mSv）	0	1.7	2.2	

血液	白　血　球　数（個/mm³）	4450	4470	4420	
	白血球百分率	リ　ン　パ　球（%）	43.5	43.4	43.3	
		単　球（%）	4.2	4.1	4.1	
		異　型　リ　ン　パ　球（%）				
		好中球	桿　状　核（%）				
			分　葉　核（%）	48.2	48.2	48.3	
		好　酸　球（%）	3.9	4.1	4.1	
		好　塩　基　球（%）	0.2	0.2	0.2	
	赤　血　球　数（万個/mm³）	455	450	452	
	血　色　素　量（g/dl）	11.5	11.2	11.3	
	ヘ　マ　ト　ク　リ　ッ　ト　値（%）	35.5	35.1	35.2	
	そ　の　他				

眼	水　晶　体　の　混　濁（有無）	無	無	無	

皮膚	発　赤（有無）	無	無	無	
	乾　燥　又　は　縦　じ　わ（有無）	無	無	無	
	潰　瘍（有無）	無	無	無	
	爪　の　異　常（有無）	無	無	無	

そ　の　他　の　検　査				
全　身　的　所　見				
自　覚　的　訴　え				
参　考　事　項	雇入時	定期	定期	
⑦　医　師　の　診　断	異常なし	異常なし	異常なし	
健康診断を実施した医師の氏名印	□□　○○　㊞	□□　○○　㊞	□□　○○　㊞	
⑧　医　師　の　意　見				
意　見　を　述　べ　た　医　師　の　氏　名　印	□□　○○　㊞	□□　○○　㊞	□□　○○　㊞	

備考
1　①の欄は、平成13年4月1日以後の実効線量の合計を記入すること。また、同欄の（　）内には平成13年3月31日以前の集積線量を記入すること。

2　②の欄は、被ばく歴を有する者については、作業の場所、内容及び期間、放射線障害の有無その他放射線による被ばくに関する事項を記入すること。

3　③の欄は、本票記載の健康診断又は検査までの期間に採られた放射線に関する医学的処置及び就業上の措置について記入すること。

4　④の欄は、(1)事故、(2)緊急作業への従事、(3)放射線物質の摂取、(4)傷創部の汚染及び(5)別表に掲げる限度の10分の1以下にすることが困難な身体の汚染によって受けた実効線量又は推定量（受けた実効線量を推定することも困難な場合には、被ばくの原因）を記入すること。

5　⑤の欄は、東日本大震災により生じた放射性物質により汚染された土壌等を除染するための業務等に係る電離放射線障害防止規則の規定による健康診断の結果を記入する場合には、除染等電離放射線健康診断個人票の「外部被ばくによるもの（事故等によるものを除く。）」の欄に記入されている実効線量を記入すること。

6　⑥の欄は、(1)事故、(2)緊急作業への従事及び(5)別表に掲げる限度の10分の1以下にすることが困難な身体の汚染によって受けた等価線量又は推定量（受けた等価線量を推定することも困難な場合には、被ばくの原因）を記入すること。

7　⑦の欄は、異常なし、要精密検査、要治療等の医師の診断を記入すること。

8　⑧の欄は、健康診断の結果、異常の所見があると診断された場合に、就業上の措置について医師の意見を記入すること。

第2章 ● 診療用放射線の安全管理

2. 記帳・記録

　医療施設における放射線管理は，安全な放射線診療のため，記帳や記録などにより運用し安全管理に努める。なお，記帳や記録などは保存しなければならない。保存期間は以下に示す。

---

1. 装置又は器具の1週間当たりの延べ使用時間を記載し，これを1年ごとに閉鎖し，閉鎖後2年間保存しなければならない（規則第30条の23第1項）。

2. 診療用放射線照射装置，診療用放射線照射器具，診療用放射性同位元素又は陽電子断層撮影診療用放射性同位元素の入手，使用及び廃棄並びに放射性同位元素によって汚染された物の廃棄に関し，次に掲げる事項を記載し，これを1年ごとに閉鎖し，閉鎖後5年間保存しなければならない（規則第30条の23第2項）。

記載事項
　①入手，使用又は廃棄の年月日
　②入手，使用又は廃棄に係る診療用放射線照射装置又は診療用放射線照射器具の型式及び個数
　③入手，使用又は廃棄に係る診療用放射線照射装置又は診療用放射線照射器具に装備する放射性同位元素の種類及びBq単位をもって表した数量
　④入手，使用若しくは廃棄に係る医療用放射性汚染物の種類及びBq単位[*1]をもって表わした数量
　⑤使用した者の氏名又は廃棄に従事した者の氏名並びに廃棄の方法及び場所

3. 放射線障害の発生するおそれのある場所について，診療を開始する前に1回及び診療を開始した後にあっては1月を超えない期間ごとに1回放射線の量及び放射性同位元素による汚染の状況を測定し，その結果に関する記録を5年間保存しなければならない。ただし，第1号[*2]に掲げる測定にあっては6月を超えない期間ごとに1回，第2号[*3]に掲げる測定にあっては排水し，又は排気する都度（連続して排水し又は排気する場合は連続して）である。

4. 治療用エックス線装置，診療用高エネルギー放射線発生装置，診療用粒子線照射装置及び診療用放射線照射装置について，その放射線量は6月を超えない期間ご

50

とに 1 回以上線量計で測定し，その結果に関する記録を 5 年間保存しなければならない。

*1 「短半減期核種の合理的な規制に向けた調査」や「短寿命 α 線核種等の RI 利用における合理的な放射線安全管理のあり方に関する研究」など今後の動向に注視する必要がある。Bq はある時刻での値であり短半減期核種では減衰を考慮する必要があるために，輸送時や使用前の保管時や使用の際には十分な厚みを持つ遮へいが用いられているが，連続供給核種で供給ポイントでの放射能量を用いる場合には供給時間への考慮も求められることになる。

*2 第 1 号：エックス線装置，診療用高エネルギー放射線発生装置，診療用粒子線照射装置，診療用放射線照射装置又は放射性同位元素装備診療機器を固定して取り扱う場合であって，取扱いの方法及び遮へい壁その他遮へい物の位置が一定している場合におけるエックス線診療室，診療用高エネルギー放射線発生装置使用室，診療用粒子線照射装置使用室，診療用放射線照射装置使用室，放射性同位元素装備診療機器使用室，管理区域の境界，病院又は診療所内の人が居住する区域及び病院又は診療所の敷地の境界における放射線の量の測定。

*3 第 2 号：排水設備の排水口，排気設備の排気口，排水監視設備のある場所及び排気監視設備のある場所における放射性同位元素による汚染の状況の測定。

---Q&A---

Q1 健康診断個人票の様式は決まったものを使わないといけないのでしょうか。

A1 健康診断個人票の様式については，必要な事項の最小限度を記載すべきことを定めるものであり，異なる様式を用いることを妨げるものではないとされていますが，電離則 様式第 1 号の 2 の電離放射線健康診断個人票，様式第 2 号の電離放射線健康診断結果報告書を参照ください。

厚生労働省 HP：

https://www.mhlw.go.jp/bunya/roudoukijun/anzeneisei36/10.html

Q2 電離則の健康診断は，6 月以内ごとに 1 回，定期に行うこととされていますが，徐々に前倒しで行う必要があるのでしょうか。

A2 健康診断の実施時期に関しては，「定期とは，毎年一定の時期に，という意味であり，その時期については各事業所に適宜決めさせること」とされており，前倒しして実施する必要はないとされています（基発第 83 号，昭和 23 年 1 月 16 日 基発第 90 号，昭和 33 年 2 月 13 日）。

Q3 照射録，エックス線フィルムの保存期間については，どのように指導すべきですか。

A3 病院は診療に関する諸記録（エックス線写真等）を備えておかなければなりません。また，その保存年限は最低 2 年間となっています（規則第 21 条の 5）。一方，医師の

診療録の保存年限は医師法により5年とされており，病院の診療に関する諸記録は5年程度保存することが望ましいと考えられています。診療所でも，同様の期間保管しておくことが望ましいと考えられます（医師法第24条）。

---

3. 医療安全

医療法は，医療に関する基本的な事項を規定した法律としてわが国の医療制度の発展に大きな役割を果たしてきた。その後，2006（平成18）年の「良質な医療を提供する体制の確立を図るための医療法等の一部を改正する法律」によりその一部が改正され，2007（平成19）年4月1日から病院，診療所又は助産所（以下「病院等」という）の管理者は医療の安全に関する事項として医療機器に係る安全管理のための体制確保に努めなければならないとされた。

さらに，2019（平成31）年3月11日に公布された「医療法施行規則の一部を改正する省令」により，診療用放射線に係る安全管理体制に関する規定が整備され，2020（令和2）年4月1日に施行されるので注意が必要である。

3-1. 医療の安全に関する事項

3-1-1. 医療の安全管理のための体制の確保

医療施設の管理者は，自ら安全管理体制を確保するとともに，医療安全管理者を配置するにあたっては必要な権限を委譲し，必要な資源を付与して，その活動を推進することで医療施設内の安全管理に努めなければならない。これに伴い，①医療にかかわる安全管理のための指針，②医療にかかわる安全管理のための委員会，③医療にかかわる安全管理のための職員研修，④当該病院等における事故報告書等の医療にかかわる安全確保を目的とした改善方策を構築，について以下を念頭においた整備が必要と思われる。

1）医療安全管理体制の構築

組織として医療施設に医療安全管理体制を構築するためには，当該医療施設の医療安全管理者は，医療施設のトップから委譲された権限に基づいて安全管理の業務を行うために医療安全に関する専門的知識のほか，ヒューマン・エラーの防止法や認知・行動心理学などに精通した実践能力をもって職務を担うことが重要である。

2) 医療安全管理者としての役割

　医療安全管理者は，「安全管理体制の構築」，「医療安全に関する職員への教育・研修の実施」，「医療事故を防止するための情報収集や分析，対策立案，フィードバック，評価」，「医療事故への対応」，「安全文化の醸成」などを促進していくことなどが求められる。

①職種横断的な組織作りに関すること
・ 組織運営に関する基本的な知識
・ チーム医療に関する基本的な知識
・ 会議運営の技術や適切なコミュニケーションなどに関する知識

②施設内の安全管理体制に関すること
・ 安全管理部門や委員会などの業務
・ 医療安全管理者の役割と業務
・ 安全管理部門と他部門との連携を図る

③組織内の安全管理に関する委員会等の活動の評価と調整に関すること

3) 医療安全管理者の業務概要

(1) 安全管理体制の構築

①医療施設内の安全管理体制の構築および推進のため，職種横断的な組織としての安全管理委員会や安全管理部門等の運営に参画する。必要に応じて医療施設の管理者と協力して，ワーキンググループやプロジェクトチームなどを設け，事故内容や緊急性に応じた対策を立案できる組織体制を構築する。

②安全管理に関する基本的な考え方や，安全管理委員会や医療施設内の組織に関する基本的事項等について明示した安全管理のための指針を策定する。

③安全管理委員会等の組織活動について，その定期的な評価と円滑な運営に向けての調整を行い，目的に応じた活動が行えるよう支援する。

(2) 医療安全に関する職員への教育・研修の実施

①教育*・研修は，内容に応じて職員の参加型研修になるような企画を行う。

②教育・研修は，具体的な事例を用いて対策を検討できるような企画を行う。

③企画は現場の職員だけではなく，患者や家族，各分野における専門家を外部講師として選定するなど，対象および教育・研修の目的に応じたものとする。

④研修について考慮する事項は,

[研修の対象者]

- 職種としての横断的な研修か,または限定した職種への研修かを明確にする。
- 部署・部門を横断する研修か,または部署ごとか部門ごとかを明確にする。
- 職階別の研修か,経験年数ごとの研修かを明確にする。

[研修時間とプログラム]

- 研修の企画は,対象者や研修内容に応じた開催時刻を考慮して開催する。
- 全員への周知が必要な内容については,複数回の実施やビデオによる研修などで全員がなんらかのかたちで受講できるように配慮し,受講者は研修会に参加したこととみなす。
- 研修の参加状況,参加者の意見,反応などを把握し,今後への研修の企画・運営の改善に生かす。

[研修内容の例]

- 医療の専門的知識や技術に関する研修。
- 人間工学・労働衛生・心理学など,他分野から学ぶ安全関連知識や技術に関する研修。
- 法や倫理の分野から学ぶ医療従事者の責務と倫理に関する研修。
- 患者や家族,医療の質の向上と安全の確保に必要な知識と技術に関する研修。
- 患者や家族,医療関係者間の信頼関係を構築するためのコミュニケーション能力向上のための研修。

⑤研修実施後は担当者とともに,参加者の反応や達成度についての評価を行い,改善を行う。

施設内巡視や事故報告による情報をもとに,各部署や部門における安全管理に関する指針の遵守の状況や問題点を把握し,事故の発生現場や研修の場での教育に反映させる。

＊教育訓練として,労働安全衛生法に基づく特別教育の一部が RI 規制法での教育訓練として行えることも示されている（透過写真撮影業務特別教育に係る科目の省略の取扱いに係る周知について（基安労発第 0129003 号,平成 20 年 1 月 29 日,厚生労働省労働基準局安全衛生部労働衛生課長通知）。

(3) 医療事故を防止するための情報収集,分析,対策立案,フィードバックと評価

①医療安全に関する情報収集

[医療施設内の情報]

- 医療事故およびヒヤリ・ハット事例報告
- 患者や家族からの相談や苦情
- 患者および職員への満足度調査等の結果
- 施設内の各種委員会の議事録
- 施設内巡視の結果
- 各部門,部署の職員からの情報提供

[医療施設外の情報]

- ・各種専門機関の情報
- ・各種メディアの報道
- ・研究報告など
- ・専門家からの情報

②事例の分析

[事故発生後の原因分析を目的としたもの]

- ・根本原因分析（root cause analysis：RCA）
- ・SHEL モデル
- ・4M-4E

[危険箇所の特定と事故の発生予防を目的としたもの]

- ・FMEA（failure mode & effects analysis）

③安全の確保に関する対策の立案

- ・実行可能な対策であること。
- ・各医療施設の組織目標を考慮した内容であること。
- ・対策に根拠があり，成果が期待されること。
- ・対策実施後の成果や評価の考え方についても立案時に盛り込むこと。

④フィードバックと評価

　　医療安全管理者は，組織のラインを通じての情報提供とともに，定期的な医療安全ニュースの配布や職員向けへの一斉メール配信などの方法により，情報のフィードバックを図る。さらに対策実施後の成果について評価し，評価に基づいた改善策を検討・実施する。

(4) 医療事故への対応

①事故発生前の対策

　　職員に対して，事前に緊急報告を必要とする医療事故などの範囲や，勤務時間内および勤務時間外における医療事故発生時の報告体制などを盛り込んだ対応マニュアルを作成し，施設内各部署に対して周知徹底を図る。

②事故発生時の対策

　　医療安全管理者は，事故発生時の初動対応として管理者の指示に基づいて，次のような点が適切に行われるよう必要に応じて支援する。

- ・医療事故発生現場の調査と関係者からの詳細な事実確認
- ・所属長への連絡などの対応マニュアルに沿った実施
- ・医療事故に関連した破損器材や処置内容，データなどの保全
- ・機器や薬剤が関与した場合の施設内各部署への連絡と製造販売業者への連絡や対応の依頼

第2章 ● 診療用放射線の安全管理

・患者や家族への事故の連絡や説明の実施（患者や家族への直接の対応については，組織としての姿勢を示すことになるため，医療施設の管理者またはそれに準ずる者が行うことが望ましい）
・一連の診療や処置，患者や家族への対応や説明内容について，遅滞なく正確に診療録・看護記録などに記載すること
・医療事故に関与した当該職員に対する精神的ケアなどのサポートを行うこと
・医療施設の管理者が行う当事者以外の職員や，他の患者に対する説明および地域住民からの問い合わせへの対応

③再発防止

　　医療安全管理者は，必要に応じて医療施設の管理者により設置される事故調査委員会（以下，事故調という）の運営を助け，事例の調査や報告書のとりまとめなどに協力する。また，医療安全管理者は事故調において提言された再発防止策などについて施設内各部署への周知徹底を図る。

(5) 安全文化の醸成

①医療安全管理者は，職員から安全管理委員会にヒヤリ・ハット事例や事故情報が遅滞なく報告され，安全管理委員会において原因の分析が行われ，必要な対策が検討・実施され現場に活かされるよう全職員に働きかける。

②全職員に対して，医療施設内から提供された医療安全情報の事例紹介などを行う。

③医療安全に関連する情報収集，情報の提供，研修の開催などそれぞれの場面に職員とともに患者や家族が参加することで，医療安全の確保についての職員および患者や家族の意識が高まるように働きかける。

④医療安全の確保のためには，医療安全に関連する情報の収集および提供が必要であり，その情報の活用にあたっては，個人の責任を追求するものとならないように十分配慮する。

⑤全職員が医療安全について自分のこととして考え，医療現場から積極的に取り組むように職場の医療安全意識を高める。

3-1-2. 医療安全確保のための施策

国民の生命・健康が守られるべき医療施設における医療事故が相次いでいるなかで，医療安全の施策は医療政策における最も重要な課題の1つである。医療事故の防止は医療界だけの課題ではなく，社会の強い要請でもある。現実に医療事故を防止することは困難であるため，取り組み方を大きく変え，医療の安全を確

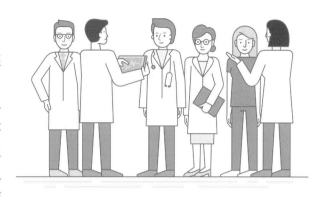

保するという観点が必要である。事故が発生してから対応するのではなく，事故が発生する前によい結果を導くための施策を検討し，日常診療の業務のしくみとして取り入れていく必要がある。単なる医療事故対策や院内リスクマネジャー養成だけではなく，医療安全管理者の養成や医療セーフティマネジャー養成という取り組みも必要である。

3-1-3. インシデントなどの情報収集

医療行為が行われるなかで，インシデントや医療事故は起こらない，起こさないことが重要である。しかし，医療行為を行うなかで，人が介在するかぎり，インシデントや医療事故は発生するものである。発生数が少なくすることができてもゼロにすることは困難である。些細なインシデント事例から医療事故調査などの重大なものまであり，医療過誤，医療事故，インシデント，オカレンスなどに分類される。こうした状況のなかで，医療従事者が心がけて取り組まなければならないことは，インシデントが発生した際に情報を共有し，原因を分析することである。それによってシステムの改善を図り，インシデントや事故が繰り返されないような環境を醸成することが大切である。

情報収集方法としては，図2-1のようにインシデントレポートやオカレンスレポートの報告を求める方法や，直接聞き取りをするスクリーニング法などがある。

①オカレンス

　原因が不明な事例などで速やかな情報収集と対処が必要になるあらかじめ病院が定めた事例。オカ

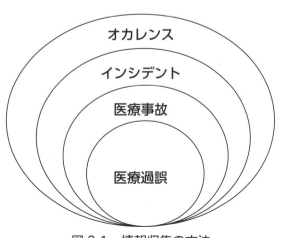

図 2-1. 情報収集の方法

57

第2章 ● 診療用放射線の安全管理

レンススクリーニングとは，各部署から作成された基準に該当する事例を聞き取りして拾い上げてくる方法をいい，またオカレンスレポートは施設内で発生した事項の報告すべきリストを作成して事象が発生した場合に自発的に報告するように要請する方法のことで，放射線機器の故障や修理も含む。

②インシデント（ヒヤリ・ハット事例）

患者に被害を及ぼすことがなかったが，日常診療の場で"ヒヤリ"としたり"ハッ"とした経験を有する事例をいう。

③アクシデント（医療事故）

医療に携わる場所で医療の全過程において発するすべての人身事故で，医療従事者の過誤，過失の有無は問わない。

表 2-1 に，インシデントとアクシデントのレベルを示す。

表 2-1　インシデント・アクシデントのレベル

インシデント	レベル 0 レベル 1 レベル 2 レベル 3a	間違ったことが発生したが，患者には実施されなかった場合 間違ったことが発生したが，患者には変化が生じなかった場合 患者に観察の必要が強化された場合 患者に軽微もしくは中等度の治療・処置の必要性が生じた場合
アクシデント	レベル 3b レベル 4 レベル 5	患者に濃厚な治療・処置などの必要性が生じた場合 患者に重大な不可逆的障害を与え，または与える可能性が高い場合 患者を死に至らしめ，または死に至らしめる可能性が高い場合

3-2. 医療機器に係る安全管理のための体制確保

近年，医療機器に関連した医療事故が多く発生していることから，医療施設で使用される医療機器に関した安全対策が急務となり，厚生労働省から複数回の関連通知（医療機器に係る安全管理のための体制確保に係る運用上の留意点について，平成 19 年 3 月 30 日，医政指発第 0330001 号および医政研発 0330018 号，厚生労働省医政局指導課長および厚生労働省医政局研究開発振興課長通知）が公布され，医療法が改正された。

放射線関連機器の安全管理は，その性能を維持し，安全性を確保することで適切な診断，治療につながる。しかし，安全管理体制の整備が義務づけられているにもかかわらず，十分な医療安全体制が確立していないことから，国として法規制を強めるため，第 5 次医療法改正に伴い，規則および厚生労働省医政局長通知「良質な医療を提供する体制の確立を図るための医療法等の一部を改正する法律の一部の施行について（医政発第 0330010 号，平成 19 年 3 月 30 日，厚生労働省医政局長通知）」が発出された。

58

4. 医療機器安全管理責任者

　規則第1条の11第2項第3号において，医療機器に係る安全管理のための体制の確保に係る措置として，「医療機器安全管理責任者」を配置することが規定されている。医療機器安全管理責任者は，医療機器に関する知識を有する常勤職員であり，医師，歯科医師，薬剤師，助産師（助産所の場合に限る），看護師，歯科衛生士（主として歯科医業を行う診療所に限る），診療放射線技師，臨床検査技師または臨床工学技士のいずれかの資格を有していること，医療機器の適切な保守を含めた包括的な管理にかかわる業務を行うことができる者で，具体的には次に掲げる業務を行うものとする。

①従事者に対する医療機器の安全使用のための研修の実施

②医療機器の保守点検に関する計画の策定および保守点検の適切な実施

③医療機器の安全使用のために必要となる情報の収集その他の医療機器の安全使用を目的とした改善のための方策を実施

　なお，医療機器安全管理責任者は，「医薬品，医療機器等の品質，有効性及び安全性の確保等に関する法律（以下「医薬品医療機器等法」という）」第2条第4項に規定する医療機関等が管理する医療機器のすべてに係る安全管理のための体制を確保しなければならない。また，当該医療機器には，病院等において医学管理を行っている患者の自宅その他，病院等以外の場所で使用される医療機器及び当該病院等に対し貸し出された医療機器も含まれる。

5. 医療放射線安全管理責任者

　2019（平成31）年3月11日に公布された「医療法施行規則の一部を改正する省令（以下「改正省令」という）」により，診療用放射線に係る安全管理体制に関する規定が整備され，2020（令和2）年4月1日施行となった。

1）診療用放射線に係る安全管理のための責任者

　病院等の管理者は，規則第1条の11第2項第3号の2柱書き規定する「医療放射線安全管理責任者」を配置することが，医政発0312第7号で規定されている。

　このなかで，「病院等における常勤の医師又は歯科医師が放射線診療における正当化を，常勤の診療放射線技師が放射線診療における最適化を担保し，当該医師又は歯科医師が当該診療放射線技師に対して適切な指示を行う体制を確保している場合に限り，当該病院について診療放射線技師を責任者としても差し支えないこと」とのただし書きがある。

　また，医療放射線安全管理責任者は，行政機関，学術誌などから診療用放射線に関する

第2章 ● 診療用放射線の安全管理

情報を広く収集するとともに，得られた情報のうち必要なものは，放射線診療に従事する者に周知徹底を図り，必要に応じて病院等の管理者への報告を行うことも求められている。

2) 診療用放射線の安全利用のための指針

2019（平成31）年の医政発0312第7号では「医療放射線安全管理責任者は，規則第1条の11第2項第3号の2イの規定に基づき，次に掲げる事項を文書化した指針を策定すること。」と規定している。

第7回医療放射線の適正管理に関する検討会（平成30年9月28日）の資料1では，医療放射線の安全管理に関する基本的考え方の背景を以下のように説明している。

○国際放射線防護委員会（ICRP）は，放射線の人体への影響についての科学的根拠を踏まえ，放射線の安全管理等に関する種々の提言を冊子として刊行（Publication）している。

○Publication 103（2007年勧告）は，前勧告（1990年勧告）における放射線防護体系の是正，複雑化した放射線防護体系の単純化等を提言しており，放射線防護体系について，現時点における最新のまとまった提言である。

○Publication 105は，患者（患者の介助者や介護者を含む）ならびに生物医学研究の志願者（志願被検者）の医療被ばくに関して，Publication 103を補完するものとなっている。

「診療用放射線の安全利用のための指針」を作成するうえにおいて，上記の基本的考え方が参考になる。また，資料1で示されている「医療放射線の安全管理のための指針（案）のアウトライン」を表2-2に示す。

表2-2　医療放射線の安全管理のための指針（案）のアウトライン

---

1. 医療放射線の安全管理に関する基本的考え方
 ・放射線防護に関する基本的知識（被ばくの分類，放射線防護の基本的原則）
 ・確定的影響（組織反応）のリスク
 ・確率的影響のリスク
2. 医療放射線に係る安全管理のための従事者に対する研修に関する基本方針
 ・研修を行うべき医療被ばくの正当化・最適化に付随する業務に従事する者の定義
 ・それぞれの職種に対して行うべき研修の内容
3. 医療放射線の安全管理に係る安全の確保を目的とした改善のための方策に関する基本方針
 ・線量管理及び線量記録を実施する医療機器，放射性同位元素等

・線量管理及び線量記録の具体的実施内容

4．放射線の過剰被ばくその他の放射線診療に関する事例発生時の対応に関する基本
方針
・対応対象となる事例
・事例対応に際しての放射線安全管理責任者，主治医，放射線科医師，診療放射線
技師の役割
・具体的対応方針

5．医療従事者と患者との間の情報の共有に関する基本方針（患者等に対する当該方
針の閲覧に関する基本方針を含む）
・患者に対する説明の対応者
・放射線診療実施前の患者に対する説明方針
・放射線診療実施後に患者からの説明を求められた際の対応方針

第 7 回医療放射線の適正管理に関する検討会（平成 30 年 9 月 28 日）　資料 1 より

--Q&A---

Q1　医療機器安全管理責任者には，どのような資格が必要でしょうか。

A1　医療機器安全管理責任者は，医療機器の適切な使用方法，保守点検の方法など，医
療機器に関する十分な経験および知識を有する常勤職員であり，医師，歯科医師，薬剤
師，助産師，看護師，歯科衛生士，診療放射線技師，臨床検査技師または臨床工学技士
のいずれかの資格を有するものとされています。なお，病院においては管理者との兼務
は認められていません。

参考：「医療機器に係る安全管理のための体制確保に係る運用上の留意点について」，医政
地発 0612 第 1 号，平成 30 年 6 月 12 日，厚生労働省医政局地域医療計画課長通知（以
下「医政地発 0612 第 1 号」という）。

Q2　医療機器安全管理責任者は，具体的にはどのような業務を行うのでしょうか。

A2　医療機器安全管理責任者は，以下のような業務を行うものとされています（医政地
発 0612 第 1 号通知）。
①従事者に対する医療機器の安全使用のための研修実施
②医療機器の保守点検に関する計画の策定および保守点検の適切な実施
③医療機器の安全使用のために必要となる情報の収集と安全使用を目的とした改善の
ための方策の実施

Q3　医療放射線安全管理責任者が行う診療用放射線の安全利用のための研修とはどのよ
うな項目を行うのでしょうか。

61

A3 診療用放射線の安全利用のための研修の項目は以下の事項を含む研修とされています（医政発 0312 第 7 号，平成 31 年 3 月 12 日，厚生労働省医政局長通知）。

①患者の医療被ばくの基本的な考え方に関する事項

②放射線診療の正当化に関する事項

③患者の医療被ばくの防護の最適化に関する事項

④放射線の過剰被ばくその他の放射線診療に関する事例発生時の対応等に関する事項

⑤患者への情報提供に関する事項

6. 研修と記録

　安全管理体制確保措置のため，医療機器安全管理責任者が配置され，規則第 1 条の 11 第 2 項第 3 号イの規定に基づき，従業者に対する医療機器の安全使用のための研修が実施されるが，次のことが留意されなければならない。

1．研修の定義

　医療機器の安全使用のための研修は，個々の医療機器を適切に使用するための知識及び技能の習得又は向上を目的として行われるものとし，具体的には次に掲げるものが考えられる。

（1）新しい医療機器の導入時の研修

　　病院等において過去に使用した実績のない新しい医療機器を導入する際には，当該医療機器を使用する予定の者に対する研修を行い，その実施内容について記録する。なお，既に使用しており，操作方法等が周知されている医療機器に関しては，この限りではない。

（2）特定機能病院における定期研修

　　特定機能病院においては，特に安全使用に際して技術の習熟が必要と考えられる医療機器に関しての研修を年 2 回程度，定期的に行い，その実施内容について記録する。なお，特に安全使用に際して技術の習熟が必要と考えられる医療機器には次に掲げる医療機器が含まれる。

①人工心肺装置及び補助循環装置

②人工呼吸器

③血液浄化装置

④除細動装置（自動体外式除細動器（AED）を除く。）
⑤閉鎖式保育器
⑥診療用高エネルギー放射線発生装置（直線加速器等）
⑦診療用粒子線照射装置
⑧診療用放射線照射装置（ガンマナイフ等）

2．研修の実施形態
　研修の実施形態は問われず，病院等において知識を有する者が主催する研修はもとより，当該病院等における外部講師による研修，当該病院等以外の場所での研修，製造販売業者による取扱説明等も研修に含まれる。なお，他の医療安全に係る研修と併せて実施しても差し支えない。

3．研修対象者は，病院等において当該医療機器の使用に携わる医療従事者等の従業者とする。

4．研修の内容については，次に掲げる事項とする。
　①医療機器の有効性・安全性に関する事項
　②医療機器の使用方法に関する事項
　③医療機器の保守点検に関する事項
　④医療機器の不具合等が発生した場合の対応（施設内での報告，行政機関への報告等）に関する事項
　⑤医療機器の使用に関して特に法令上遵守すべき事項

5．研修において記録すべき事項は，上記1（1）及び（2）の研修については，開催又は受講日時，出席者，研修項目のほか，研修の対象とした医療機器の名称，研修を実施した場所（当該病院等以外の場所での研修の場合）等を記録する（表2-3に例を示す）。なお，その他上記1（1）及び（2）の研修以外の研修については必要に応じて実施する。

　医療機器に係る安全管理のための体制確保に係る運用上の留意点について：平成30年6月12日付け医政地発第0612第1号・医政経発第0612第1号

　宮城県診療放射線技師会が公開している「医療機器安全使用に関する研修記録及び実施報告書」を参考までに提示する（表2-3）。

第 2 章 ● 診療用放射線の安全管理

表 2-3　医療機器安全使用に関する研修記録及び実施報告書（例）

整理番号（　　）

院　　長	副院長	事務長	（放射線科 責任者等）	医療機器安全 管理責任者	副医療機器安 全管理責任者	安全管理 担当者

令和　　年　　月　　日

○○病院長　殿

（医療機器安全管理責任者名）

（安全管理担当者名）

医療機器安全使用に関する研修記録及び実施報告

　新しい医療機器を導入する（した）ので，当該医療機器の使用者（予定者）に対して，医療法第6条の10及び医療法施行規則第1条の11第2項第3号の規定に基づき，医療機器の安全使用のための研修を実施しましたので報告します。

対象となる医療機器の名称	医療機器名（型式・薬事承認番号）： 設置場所・部署等：
研修の開催又は受講日時	令和　　年　　月　　日（　　　） 　　　　　　時から　　　時まで（合計　　　時間）
研修の実施場所	
研修項目	☐　医療機器の有効性・安全性に関する事項 ☐　医療機器の使用方法に関する事項 ☐　医療機器の保守点検に関する事項 ☐　医療機器の不具合等が発生した場合の対応（施設内での報告、行政機関への報告）に関する事項 ☐　医療機器の使用に関して特に法令上遵守すべき事項
研修内容	
研修を行った講師の氏名・所属等	
研修対象者・受講者数※	対象者数：　　　　人　（当該医療機器に携わる医療従事者等の人数） 受講者数：　　　　人 未受講者への対応（　☐資料配付　☐伝達講習　☐　その他（　　　）　）

※出席者は別紙のとおり

○○病院○○部・科

参考文献

1) 佐藤幸光ほか：第1章　医療安全の基礎知識. 放射線技術シリーズ　医療安全管理学, オーム社, 40-44, 2017.
2) 谷口正洋ほか：第2章　放射線診療における安全管理. 放射線技術シリーズ　医療安全管理学, オーム社, 120, 2017.
3) 佐藤幸光ほか：第4章　放射線機器の安全管理. 放射線技術シリーズ　医療安全管理学, オーム社, 234-237, 2017.
4) 医療放射線の安全管理の考え方を解説するサイト https://ndrecovery.niph.go.jp/trustrad/qa/（アクセス日：2019年2月3日）
5) 宮城県診療放射線技師会：医療機器の安全管理に関する記録様式（作成例）の公開について. http://www.radtech-miyagi.or.jp/member/etc_member/3864/

② 安全管理に係る法規制

　診療用放射線に係る安全管理のための体制の確保に係る措置として，診療用放射線の利用に係る安全な管理（以下，「安全利用」という）のための責任者を配置し，次に掲げる事項を行わせること（規則第1条の11第2項第3号の2）。

イ　診療用放射線の安全利用のための指針の策定
ロ　放射線診療に従事する者に対する診療用放射線の安全利用のための研修の実施
ハ　次に掲げるものを用いた放射線診療を受ける者の当該放射線による被ばく線量の管理
　　及び記録その他の診療用放射線の安全利用を目的とした改善のための方策の実施
　（1）厚生労働大臣の定める放射線診療に用いる医療機器
　（2）規則第24条第8号に規定する陽電子断層撮影診療用放射性同位元素
　（3）規則第24条第8号の2に規定する診療用放射性同位元素
　本項では，安全利用のための摘要について解説する。

1．管理区域（規則第30条の16第1, 2項, 規則第30条の26第3項）

①病院内の場所であって，外部放射線の線量，空気中の放射性同位元素の濃度又は放射性同位元素によって汚染される物の表面の放射性同位元素の密度が所定の線量，濃度又は密度を超えるおそれのある場所を管理区域として設定していること。

［所定の線量，濃度又は密度］
　（1）外部放射線の線量については，実効線量が3月間につき1.3 m Svを超えるおそれのある場所（放射線を放出する同位元素の数量等を定める件（平成24年3月28日，文部科学省告示第59号（以下，告示という）告示第4条第1号）。
　（2）空気中の放射性同位元素の濃度については，3月間についての平均濃度が規定する濃度の1/10を超えるおそれのある場所。規定は放射性同位元素の種類が明らか明らかでないか（告示第4条第2号），また1種類か2種類以上かで異なる。
　（3）放射性同位元素によって汚染される物の表面の放射性同位元素の密度については，表2-4に規定する密度の1/10を超えるおそれのある場所（告示第4条第3号）。

表 2-4　表面密度限度

区分	密度（Bq/cm^2）
α線を放出する放射性同位元素	4
α線を放出しない放射性同位元素	40

　また，実効線量は，1 cm 線量当量表示の放射線測定器による測定値をもって「実効線量」に代用することができる（告示第 20 条）。

Q&A

Q1　医療施設における放射線部門の管理区域はどのような基準で定められるのでしょうか。

A1　管理区域と病棟などの関係は，図 2-2 のように規則第 30 条の 16，第 30 条の 26 第 3 項の基準を満たす必要があります。

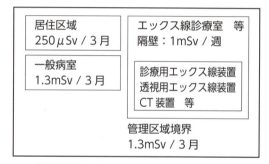

図 2-2　医療施設における放射線量の境界基準

Q2　一時的な管理区域の設定は届け出る必要がありますか。また，どのような管理が必要でしょうか。

A2　一時的な管理区域の設定を保健所へ届け出る必要はありません。管理については，一般的管理区域と同様，みだりに人が立ち入らないよう標識などをつけます。また，空間線量測定や表面汚染などの基準が管理区域として適正であることを確認するための測定が必要です。外科用イメージ導入の際に，実際に想定される使用条件において空間線量分布図などを作成しておくと計算での推定が可能となります。また，立入者の個人被ばく線量測定結果についても記帳と保存が必要です。

②管理区域には，その旨を示す標識が付されていること。

--Q&A--

Q 放射線部門の管理区域である旨を示す標識はどのようなものですか。
A 日本工業規格（JIS）やRI規制法に係る標識（使用施設，放射性同位元素使用室，放射性廃棄物詰替室，貯蔵室，排水設備，廃棄保管室など）があります。

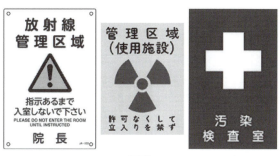

標識

---

③管理区域内に人がみだりに立ち入らないような措置が講じられていること。

--Q&A--

Q1 管理区域と放射線取扱施設などの違いはありますか。
A1 管理区域は，放射線撮影室などの放射線取扱施設やエックス線診療室，診療用高エネルギー放射線発生装置使用室，診療用粒子線照射装置使用室，診療用放射線照射装置使用室，放射性同位元素装備診療機器使用室などの使用施設と同じ区画とされます。管理区域境界の実効線量は 1.3 mSv/3 月以下で，放射線取扱施設や使用施設の画壁などの外側は実効線量が 1 mSv/ 週以下を満たします（告示第 10 条第 2 項）。

Q2 人がみだりに立ち入らない措置とはどのようなことでしょうか。
A2 扉，画壁，ロープや柵などに標識をつけて，管理区域として立入禁止を明確にした措置です。

第 2 章 ● 診療用放射線の安全管理

2. 敷地の境界等における防護 （規則第 30 条の 17）

　敷地内の人が居住する区域及び敷地の境界における実効線量限度が 250 μSv/3 月以下にするための遮へい等の措置が講じられていること。

　管理区域境界，使用室隔壁での線量が規定値以下であっても，敷地の境界線量を測定または計算により規定値以下であることを確認しなければならない。

--- Q&A --

Q　医療施設の敷地内で人が居住する区域とはどこを示しますか。

A　当直室や宿舎などが該当します。一般公衆の実効線量限度の 1 mSv/ 年（250 μSv/3 月）によります。

----

3. 患者及び取扱者に対する注意事項の掲示 （規則第 30 条の 13）

　放射線取扱施設に患者及び取扱者に対する放射線障害の防止に必要な注意事項を掲示すること。

［注意事項（例)］

患 者 用　　指示があるまで入室しないでください。

　　　　　　妊娠している可能性のある方は申し出てください。

　　　　　　撮影室の機械，器具には触れないでください。

　　　　　　介助などで撮影室に入る場合は，係員の指示に従ってください。

　　　　　　撮影部位により，順番が前後することがあります。

　　　　　　現金・貴金属などには十分注意してください。

　　　　　　わからないことは係員におたずねください。

取扱者用　　職員は，院長の許可なく撮影室に立ち入らぬこと。

　　　　　　職員は，放射線測定器を装着して作業に従事すること。

　　　　　　職員は，撮影室においては照射方向およびその漏えい線に注意すること。

　　　　　　職員は，撮影室使用中には入口に使用中の表示をすること。

　　　　　　職員は，患者に対して不必要な放射線を照射しないように常に心がけること。

---- Q&A ----

Q 注意事項の掲示場所はどこがよいでしょうか。

A 撮影室や操作室の出入り口付近など関係者の目につきやすい場所への掲示が望ましいと考えられます。

放射線従事者遵守事項（例）　　　患者向けの注意書き（例）

4. 使用場所等の制限 （規則第30条の14）

エックス線装置，診療用高エネルギー放射線発生装置，診療用粒子線照射装置，診療用放射線照射装置，診療用放射線照射器具，放射性同位元素装備診療機器，診療用放射性同位元素及び陽電子断層撮影診療用放射性同位元素の使用は，認められた室若しくは貯蔵施設，廃棄施設や運搬容器において認められた業務が行われることが原則であるが，一部例外もある。

1）各室若しくは施設における使用上の管理義務

①放射線診療室においては，同時に2人以上の診療は認められていない。

②放射線診療室において，放射線診療と無関係な機器を設置し，放射線診療に関係のない診療を行うこと，放射線診療室の診療と無関係な放射線診療装置などの操作をする場所を設けることおよび放射線診療室を一般の機器または物品の保管場所として使用することは認められない。ただし，放射

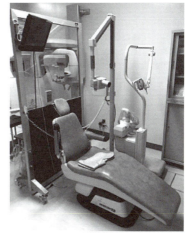

歯科用エックス線撮影装置

線診療に必要な患者監視装置，超音波診断装置またはその他の医療工学機器などは認められている。

③歯科診療を行う椅子が1台で，一時に2人以上の患者の診療を行わない構造では，口内法撮影用エックス線使用室と診療室を兼用しても差し支えない。

2）エックス線装置の特別な理由による使用について

（1）エックス線診療室で複数のエックス線装置を使用する場合

①同室に複数のエックス線装置を備え付けた場合，10日以内に届出を行い，エックス線障害の防止に関する構造設備および予防措置の概要として，各エックス線装置の使用の条件などを記載する。

②同時に2人以上の診療を行うことがないよう，複数のエックス線装置には同時照射を防止するための装置を設ける。

③（新設）可動壁で隔てられた2つの室にそれぞれエックス線装置を設置し，それぞれの室で異なる患者の診療を行い，必要に応じて可動壁を開放し1つの室のエックス線装置を他の室に移動させ同一室において2台以上のエックス線装置を使用する場合にあっては，次の（ア）から（ウ）に掲げる点に留意する（病院又は診療所における診療用放射線の取扱いについて，医政発0315第4号，平成31年3月15日，厚生労働省医政局長通知）。

（ア）エックス線装置を設置した2つの室をそれぞれ独立したエックス線診療室とし，それぞれの室について規則第30条の4の規定に基づく構造設備の基準を満たす必要がある。

（イ）エックス線装置の使用中は2つの室を隔てた可動壁を開放できない構造とする。

（ウ）それぞれの室にはいずれの室のエックス線装置を操作する場所も設けない。

④複数のエックス線管と複数の高電圧発生装置を搭載するエックス線装置の取り扱いについては，次のように示している。

・エックス線装置は，エックス線発生装置（エックス線管及びその付属機器，高電圧発生装置及びその付属機器並びにエックス線制御装置），エックス線機械装置（保持装置，エックス線撮影台及びエックス線治療台等），受像器及び関連機器から構成され，これら一式をもって1台のエックス線装置とみなす。

・共通した1つのエックス線制御装置を使用し，かつ，1人の患者の診療にしか使用することができない構造である場合は，1台のエックス線装置とみなす。

・診療用高エネルギー放射線発生装置又は診療用放射線照射装置により放射線を体外照射すべき部位を決定するためにエックス線装置を使用する場合。

(2) エックス線装置の使用場所について（表 2-5）

表 2-5　エックス線装置の使用場所等の制限

	使用場所	特別な理由	必要な防護措置
移動型エックス線撮影装置	病室 手術室 住居 その他	移動困難な患者に対して使用する場合 口内法撮影用エックス線装置を臨時に移動して使用する場合	・ 保管場所の確保 ・ 鍵の管理を行うこと ・ 「在宅医療におけるエックス線撮影装置の安全な使用について」（医薬安第 69 号，平成 10 年 6 月 30 日，厚生省医薬安全局安全対策課長） ・ 「災害時の救護所等におけるエックス線撮影装置の安全な使用について」（医政指第 0107003 号，平成 21 年 1 月 7 日，厚生労働省医政局指導課長）
移動型透視用エックス線装置	CT 室	CT を設置しているエックス線診療室にて CT アンギオとして使用する場合	・ 保管場所の確保 ・ 鍵の管理を行うこと ・ 据置型として管理（届出）
	高エネルギー放射線照射装置使用室 診療用放射線照射装置使用室	体外照射部位の決定	・ 据置型として管理（届出） ・ 移動型透視用エックス線装置の制御装置が治療機器の制御装置と別にある場合は，同時照射は認められない。
	診療用放射線照射器具使用室	線源挿入部位の決定	・ 据置型として管理（届出）
	手術室	術中の病変部位の確認 手術結果の確認	・ 一時的な管理区域の設定を行い，1.3 mSv/3 月の基準が満たされていることを確認するための線量測定の実施 ・ 立入者の個人被ばく線量の測定および評価 ・ 使用記録を行うこと
CTエックス線装置	診療用放射性同位元素使用室若しくは陽電子断層撮影診療用放射性同位元素使用室	診療用放射性同位元素を投与した患者の核医学画像との重ね合わせ（フュージョン）のための CT 撮影 CT 装置であって，これに診療用放射性同位元素を用いる核医学撮像装置が付加され一体となったもの（以下，核医学 -CT 複合装置という）による CT 撮影	・ 撮影を行う室の隔壁等はその外側で 1 mSv/ 週以下に遮へいできていること（人が滞在しない場合はこの限りではない） ・ CT を操作する場所は，別室の区画を設けること ・ 同時に 2 人以上の患者の診療を行わないこと ・ 診療用放射性同位元素使用室の構造設備の基準を満たすのみならず，エックス線診療室の構造設備の基準も満たすこと ・ 防護衝立の使用，必要に応じた防護衣の着用等により放射線診療従事者等の被ばく線量の低減に努めること

第 2 章 ● 診療用放射線の安全管理

	使用場所	特別な理由	必要な防護措置
移動型CTエックス線装置	手術室	術中の病変部位の確認 手術結果の確認	・一時的な管理区域の設定を行い，1.3 mSv/3 月の基準が満たされていること ・CT の操作は室外で行うこと ・操作者，その他手術に関係する者（術者，介助者，看護師等）は室外へ退出すること。ただし，やむを得ず退出できない場合には，防護衝立や防護衣等を用いて被ばく線量の低減に努めること
高エネルギー放射線発生装置	手術室	手術室で開創した状態で患部に術中照射を行う場合	・あらかじめ医療法上の届出が必要。 ・放射線障害防止法の適用を受ける。 ・規則第 30 条の 2，第 30 条の 5 の基準を満たすこと。 ①放射線障害の防止に必要な注意事項を掲示すること ②管理区域の設定を行い，1.3 mSv/3 月の基準が満たされていること ③管理区域の設定に付随した管理，記録等が行われていること ④照射操作は室外で行い，室外から患者の状態が監視できる装置を備えること ⑤手術室内に照射を予告する表示灯やブザー等の設置及び異常時に放射線の照射を停止する非常ボタン等を設けること ⑥放射線防護に関する専門知識を有する医師，歯科医師又は診療放射線技師等の中から管理責任者を選任し，管理体制を明確にする組織図を作成すること ⑦鍵のかかる保管場所を確保し，鍵の管理を行うこと ⑧装置の移動時の安全を確保すること ⑨装置の校正，整備，保守点検を行い，記録を保存すること ⑩当該発生装置の電源の形状の特定化を行う等により，当該手術室でのみ電源の供給ができる構造のものとすること。

	使用場所	特別な理由	必要な防護措置
診療用放射線照射装置・診療用放射線照射器具	エックス線診療室	診療用放射線照射装置，診療用放射線照射器具を患者の体内に挿入する際の挿入部位の位置確認(密封小線源治療の位置確認)	・ あらかじめ医療法上の届出が必要。 ・ 放射線障害防止法の適用を受ける。 ・ 診療用放射線照射装置の使用核種は ^{32}P，^{90}Y に限る。 ・ 治療を受けている患者以外の患者の被ばく線量が 1.3 mSv/3 月を超えるおそれがある場合には，放射線治療病室を有すること。 ・ 放射線診療従事者等の被ばく線量の低減に努めること。 ・ 使用するエックス線診療室の床等は突起物，くぼみ又は仕上げ材の目地等の隙間の少ないものであること。 ・ 使用後は放射線測定器により使用場所等の線量測定を行い，診療用放射線照射装置又は診療用放射線照射器具の紛失や放置がない旨，確認する。 ・ 診療用放射線照射装置又は診療用放射線照射器具を貯蔵する施設の構造設備は規則第30 条の 9 の規定を満たすこと。 ・ 診療用放射線照射装置又は診療用放射線照射器具を運搬する容器の構造基準は規則第30 条の 10 の規定を満たすこと。 ・ 放射線防護に関する専門知識を有する医師，歯科医師又は診療放射線技師等の中から管理責任者を選任し，管理体制を明確にする組織図を作成すること。
	診療用放射性同位元素使用室または陽電子断層撮影診療用放射性同位元素使用室	診療用放射性同位元素を投与した患者の画像診断の精度を高めるため，診療用放射線照射装置または診療用放射線照射器具を核医学撮像装置の吸収補正用線源として使用する場合	・ あらかじめ医療法上の届出が必要。 ・ 放射線障害防止法の適用を受ける。 ・ 診療用放射線照射装置又は診療用放射線照射器具による他の患者及び放射線従事者等の被ばく線量を低減するため，防護衝立，防護スクリーン等の遮へい物を設けること。 ・ 使用後は放射線測定器により使用場所を測定するとともに数量を確認し，紛失や放置がないことを確認すること。 ・ 診療用放射線照射装置又は診療用放射線照射器具を貯蔵する施設の構造設備は規則第30 条の 9 の規定を満たすこと。 ・ 診療用放射線照射装置又は診療用放射線照射器具を運搬する容器の構造基準は規則第30 条の 10 の規定を満たすこと。 ・ 放射線防護に関する専門知識を有する医師，歯科医師又は診療放射線技師等の中から管理責任者を選任し，管理体制を明確にする組織図を作成すること。

第 2 章 ● 診療用放射線の安全管理

	使用場所	特別な理由	必要な防護措置
診療用放射線照射器具	手術室 集中強化治療室 または 心疾患強化治療室	手術室において一時的に使用する場合 集中強化治療室または心疾患強化治療室において医学的な管理が必要な患者に対して，診療用放射線照射器具の挿入がやむを得ず必要な場合	・放射線障害防止法の適用を受ける。 ・診療用放射線照射器具使用室を有していること。 ・治療を受けている患者以外の患者の被ばく線量が 1.3 mSv/3 月を超えるおそれがある場合には，放射線治療病室を有すること。 ・使用後は放射線測定器により使用場所を測定するとともに数量を確認し，紛失や放置がないことを確認し，記録すること。 ・診療用放射線照射器具を貯蔵する施設の構造設備は医療法施行規則第 30 条の 9 の規定を満たすこと。 ・診療用放射線照射器具を運搬する容器の構造基準は医療法施行規則第 30 条の 10 の規定を満たすこと。 ・放射線防護に関する専門知識を有する医師，歯科医師又は診療放射線技師等の中から管理責任者を選任し，管理体制を明確にする組織図を作成すること。
診療用放射性同位元素	手術室 集中強化治療室 または 心疾患強化治療室	手術室において一時的に使用する場合 集中強化治療室または心疾患強化治療室において医学的な管理が必要な患者に対して，診療用放射性同位元素の使用がやむを得ず必要な場合	・使用時は汚染検査に必要な放射線測定器を備え，使用後はスミア法等の適切な方法を用いて，汚染の有無を確認し，測定結果を記録すること。 ・使用時には，汚染除去に必要な器材及び薬剤を備え，汚染が確認された場合は，汚染除去等を行うこと。 ・診療用放射性同位元素により汚染されるおそれのある場所の壁，床面は，気体及び液体が浸透しにくく，平滑で腐食しにくい構造であること。 ・他の患者の被ばく線量が 100 μ Sv/ 週以下になるような措置を講ずること。 ・診療用放射性同位元素使用室を有し，使用する診療用放射性同位元素の準備及び使用後の汚染物処理は，診療用放射性同位元素使用室で行うこと。 ・放射線防護に関する専門知識を有する医師，歯科医師又は診療放射線技師等の中から管理責任者を選任し，管理体制を明確にする組織図を作成すること。

（医政発 0315 第 4 号，厚生労働省医政局長通知一部抜粋）

(3) その他

　放射線診療装置は，それぞれに定められた放射線診療室において使用するのが原則であるが，近年の放射線を利用する医療技術の改良や進歩により，医療現場では新たな放射線の利用の場が望まれている。そのような状況を踏まえ，適切な放射線防護措置を講じ，安全管理体制の整備を図ることにより，各放射線診療室以外での使用が認められている。

　患者に必要な放射線診療を適切に，かつ，安全に提供できるよう，今後も放射線の医療技術の進歩による使用場所の変更などに留意し，適切な放射線防護措置等を講じる必要がある。

---Q&A---------------------------------

Q1 手術室で移動型透視用エックス線装置（外科用イメージ）を使用する場合，どのような手続きが必要でしょうか。

A1 手術室をエックス線診療室として設定するならば，エックス線診療室であることの施設基準を備えておく必要があります。また，エックス線診療室とする場合は，使用場所などの制限があるため，エックス線診療を伴わない手術はできなくなります。

　手術室を一時的な管理区域として設定するならば，管理区域の境界は手術室の壁の外側とし，管理区域設定の記録を残しておく必要があります。また，手術室の外壁を管理区域の境界とするため，1.3 mSv/3月を超えないようにします。

　（規則第30条の4，第30条の14）

Q2 手術室で移動型透視用エックス線装置（外科用イメージ）を用いてエックス線透視を行う場合に，一時的な管理区域の設定に係る記録としてはどのような記帳が必要でしょうか。

A2 移動型透視用エックス線装置については，術中の病変部位の位置確認や手術直後に結果の確認などを行うため，術中あるいは術直後に手術室に移動して使用することが限定的に認められています。しかし，その場合においては，以下の点に留意する必要があります。

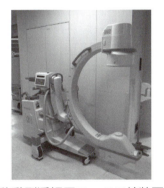

移動型透視用エックス線装置

（ア）当該移動型透視用エックス線装置を，鍵のかかる保管場所等を設けて適切に保管することとし，装置のキースイッチ等の管理を適切に行うこと。

（イ）一時的に管理区域を設け，規則第30条の16に定める管理区域の基準を満たすこと。

　　なお，管理区域の設定に係る記録を行うこと。

（医政発0315第4号，厚生労働省医政局長通知）

また，記録する項目は自治体等により異なりますが，表2-6の記録例が参考になります。

表2-6 一時的管理区域の設定に係る記録

年月日	場所	時間 入室	時間 退室	用途	立入者 職種	立入者 氏名	責任者 氏名	標識の有無	放射線防護の概要
令和元年6月10日	第5手術室	9:00	12:00	抜釘術	医師	○○ ○○	○○ ○○	有	プロテクター 個人線量計

5．移動型エックス線装置の適切な管理

鍵のかかる保管場所等*を設けて適切に保管することとし，装置のキースイッチ等の管理を適切に行うこと（医政発0315第4号通知）。

＊保管場所等：廊下（病棟）に置いている場合は，廊下幅の規定を確保する。患者の使用する廊下幅は（イ）精神病床および療養病床に係る病室に隣接する廊下の幅は内法による測定で1.8 m以上とすること。ただし，両側に居室がある場合は，2.7 m以上にしなければならない。（ロ）（イ）以外の廊下の幅は，内法による測定で1.8 m以上とすること。ただし，両側に居室がある場合は，2.1 m以上にしなければならない（規則第16条第11号）。

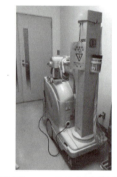

移動型エックス線撮影装置

--- Q&A ---

Q 在宅医療における携帯型エックス線撮影装置の使用で配慮すべき点はどこでしょうか。

A 家族・介助者および公衆の防護について，患者の家族，介助者および訪問者は，エックス線管容器および患者から2 m以上離れて，エックス線撮影が終了するまで待機することとなっています。特に，子どもおよび妊婦は2 m以上の距離のある場所に移動させます。また，2m以上離れることができない場合には，防護衣（0.25 mm鉛当量以上）などで，防護措置を講ずることとされています（医薬安発第69号，在宅医療におけるエックス線撮影装置の安全な使用について，平成10年6月30日，厚生省医薬安全局安全対策課長通知）。

なお，災害時の救護所等におけるエックス線撮影時の管理区域の設定については，公

衆の防護を踏まえ，3m以上離れることで十分な安全性が担保できるとされています（医政指発第0107003号，災害時の救護所等におけるエックス線撮影装置の安全な使用に関する指針，平成21年1月7日，厚生労働省医政局指導課長通知）。

6．使用室及び病室である旨を示す標識

　　　　（規則第30条の4～規則第30条の8の2，規則第30条の12，
　　　　　　規則第30条の5～規則第30条の8の2）

①エックス線診療室，診療用高エネルギー放射線発生装置使用室，診療用粒子線照射装置使用室，診療用放射線照射装置使用室，診療用放射線照射器具使用室，放射性同位元素装備診療機器使用室，診療用放射性同位元素使用室，陽電子断層撮影診療用放射性同位元素使用室及び放射線治療病室等についてその旨を示す標識が付されていること。

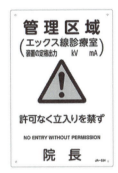 

標識

--Q&A----------------------------------

Q　放射線治療病室である旨を示す標識とはどのようなものですか。
A　日本工業規格（JIS）やRI規制法による標識があります。

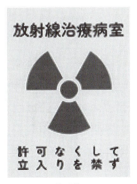

標識

②診療用高エネルギー放射線発生装置使用室，診療用粒子線照射装置使用室，診療用放射線照射装置使用室，診療用放射線照射器具使用室，診療用放射性同位元素使用室及び陽電子断層撮影診療用放射性同位元素使用室については人が常時出入する出入口が1箇所となっていること。

--- Q&A ---

Q1 室の名称は法令に基づいた「エックス線診療室」でないといけないのでしょうか。
A1 医療機関の実情にあった患者が理解しやすい室名で問題ありません（例：英語，スペイン語の標識）。

X-RAY ROOM　　CUARTO DE RAYOS X

Q2 屋外に直接出入できる扉（幅員90 cm以上）があります。違法でありませんか。
A2 常時に利用する出入口でなく非常口であれば消防法により違法ではありません。しかし，汚染の拡大を防止するための措置を講じる必要があります。

7．使用中の表示について

(規則第30条の20第2項，規則第30条の5，規則第30条の5の2，規則第30条の6)

①エックス線装置を使用している時はエックス線診療室の出入口に使用中ランプを点灯すること。
②診療用高エネルギー放射線発生装置使用室，診療用粒子線照射装置使用室及び診療用放射線照射装置使用室の出入口には放射線発生時に自動的に照射中ランプを点灯すること。

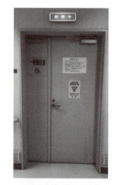

使用中ランプ

---Q&A---

Q ポータブルエックス線装置など移動して使用する装置も「使用中」の表示は必要でしょうか。

A ポータブルエックス線装置を病室で，また外科用イメージを手術室で一時的に使用する場合は，撮影時にほかの患者や医療従事者の入室も予想されるので，そうした人たちの無用な被ばくを避けるために，出入口に撮影中などの表示が推奨されます。

8．取扱者の遵守事項

（規則第30条の20第1項，規則第30条の8の2第9号，規則第30条の26第6項）

① 診療用放射性同位元素使用室，陽電子断層撮影診療用放射性同位元素使用室又は廃棄施設においては作業衣等を着用して作業すること。また，作業衣等を着用してみだりにこれらの室又は施設の外に出ないこと。汚染の検査に必要な放射線測定器，放射性同位元素による汚染の除去に必要な器材及び洗浄設備並びに更衣設備を設けること。

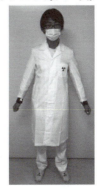

作業衣

---Q&A---

Q 核医学診療施設の出入口における汚染検査はどのような項目を記録すべきでしょうか。

A 氏名，入退室時間，測定値，汚染があった場合の措置などを記録するとよいでしょう。

② 放射性同位元素によって汚染された物でその表面の放射性同位元素の密度が規則第30条の26第6項の表面密度限度*を超えているものはみだりに診療用放射性同位元素使用室，陽電子断層撮影診療用放射性同位元素使用室，廃棄施設又は放射線治療病室若しくは管理区域から持ち出さないこと。

* 規則第30条の26第6項の表面密度限度　別表第5の左欄に掲げる区分に応じてそれぞれ同表の右欄に掲げる密度とする（表2-4を参照）。

Q&A

Q 核医学診療施設への患者の入退出において，RI室専用のスリッパに履き替える必要はありますか。

A 慣れないスリッパへの履き替えは病態により転倒の原因となり，また殺菌灯などの措置を講じない場合は衛生上の問題となる場合もあります。このため最近では，「患者の核医学診療施設の入退室に係る安全確保に関するガイドライン」を徹底し，履き替えを行わない医療施設もあります。

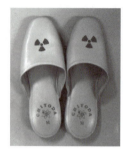

RI専用スリッパ

[患者の核医学診療施設の入退室に係る安全確保に関するガイドライン]

・核医学診療施設の出入口からむやみにRI汚染を拡大することがないように，日常の放射線管理により，汚染拡大防止の対策を講じること。
・核医学診療施設においてRI汚染が疑われる場合には，迅速に放射線測定器にて測定し，RI汚染の有無を確認すること。
・RI汚染が発見された場合には，適切なRI汚染除去剤を用いて除去すること。また，汚染除去が困難な場合には，床面に汚染の範囲を示して，患者および診療従事者が当該床面を踏まないように注意を喚起すること。
・特にトイレの床面がRIで汚染しやすいことを十分に認識し，必要に応じて汚染の発生と拡大防止のための工夫をすること。

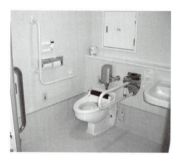

トイレの床面に汚染拡大防止（吸収）シートの利用

9. 放射線診療従事者の被ばく防止措置

（規則第30条の18第1項）

放射線診療従事者の被ばくする線量が所定の実効線量限度及び等価線量限度を超えないような措置[*1]が講じられていること。

また，施設の放射線取扱状況に応じて外部被ばくや内部被ばくの評価が行わなければならない。さらに，診療用高エネルギー発生装置では，中性子の外部被ばくの評価が必要となる場合がある。

測定方法として，不均等被ばくを適切に測定されているか，プロテクターの使用では頭頸部のモニタリングがなされているか，核医学やIVRでは手指のモニタリングが追加されているか，また，水晶体[*2]の等価線量では1cm線量当量や70μm線量当量の大きい値で評価することが安全サイドの評価と考えられる。

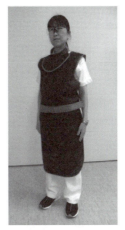

X線防護衣・X線防護眼鏡・甲状腺防護具

[*1] 線量限度を超えないような措置：放射線診療装置等の使用で，放射線被ばくのおそれのある場所には，原則として放射線診療従事者等以外の者を管理区域に立ち入らせないこと。これらの者を管理区域に立ち入らせる場合は，実効線量が1週間につき100μSvを超えるおそれのある場合に線量の測定を行う必要がある（厚生省告示第398条）。

[*2] 水晶体の被ばく限度の見直しについては放射線審議会より意見が具申されている。
http://www.nsr.go.jp/disclosure/committee/houshasen_suisyotai/index.html
　職業被ばくに関する眼の水晶体の等価線量限度を5年間の平均で20 mSv/年，かつ，いずれの1年においても50 mSvを超えないようにする。また，個人の外部被ばく線量に係る測定については，現行規定を見直して3mm線量当量も法令に位置づけ，これを用いた眼の水晶体の等価線量の算定を可能とする（「眼の水晶体に係る放射線防護の在り方について」平成30年3月2日 放射線審議会資料より）。

--Q&A--

Q 管理区域に立ち入る者の全員が被ばく線量の測定対象でしょうか。

A 管理区域に立ち入る者のうち，エックス線装置や診療用放射性同位元素などの取扱いや管理業務を行うものが放射線診療従事者であり，放射線測定器（個人被ばく線量計）を装着し測定します。

第2章 ● 診療用放射線の安全管理

10. 患者の被ばく防止についての適切な措置

（規則第30条の19）

　病院又は診療所内の病室に入院している患者*が所定の実効線量を超えて被ばくしない措置が講じられていること（診療により被ばくする放射線を除く）。また，遮へい計算と放射線量の測定において，放射線取扱施設から最も近い病室での測定が必要である。

　* 病院又は診療所内の病室に入院している患者：放射線治療を受けている患者以外の患者とは，一般病室に入院している患者であり，この患者の実効線量は 1.3 mSv/3 月以下でなければならない。

--Q&A---------------------------------------

Q　放射線取扱施設と病室および境界における線量の測定では，測定行為が入院患者に不安を抱かすおそれがあります。それでも線量測定は必要でしょうか。

A　患者の不安をやわらげるため，あらかじめ，安全確認作業を行っているなどの説明は大切と考えます。なお，放射線取扱施設の作業中で入院患者がいないときの測定値で代用も可能です。

----

11. 治療を受けている患者への適切な標示

（規則第30条の20 第2項第2号）

　診療用放射線照射装置，診療用放射線照射器具，診療用放射性同位元素又は陽電子断層撮影診療用放射性同位元素により治療を受けている患者には適当な標示を付する*こと。

　* 治療を受けている患者には適当な標示を付す：放射線治療を受けている患者以外の者が被ばくする実効線量が 1.3 mSv/3 月を超えるおそれのある場合に適応される。

Q&A

Q1 ^{223}Ra の α 線核種や ^{90}Y の β 線核種による内用療法で，入院患者の退出時における線量測定は必要でしょうか。

A1 内用療法に際し，患者へは治療方法および被ばく線量などに関して説明を行います。「放射性医薬品を投与された患者の退出に関する指針」(医政地発0511第1号 放射性医薬品を投与された患者の退出について，平成28年5月11日，厚生労働省医政局地域医療計画課長通知)により，退出時における測定した線量値は記録し2年間保存します。

Q2 ^{223}Ra の α 線核種や ^{90}Y の β 線核種による廃棄物は量が少ないため，可燃物，難燃物や不燃物に分別収納しなくてもよいでしょうか。

A2 ^{223}Ra の廃棄物は橙色(詳細は，「^{223}Ra によって汚染された医療 RI 廃棄物の分別収納について(日本アイソトープ協会)」参照)，^{90}Y の廃棄物は青色の収納容器に分別せず収納できます。また，使用したバイアル瓶中の薬剤の残液は抜く必要はありません。なお，^{90}Y では先行して ^{111}In を使用しますが，青の色収納容器に γ 線核種による廃棄物を混入しないように注意します。

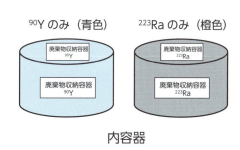

内容器

12. 放射性同位元素の適切な管理 (則規第30条の24)

診療用放射性同位元素又は陽電子断層撮影診療用放射性同位元素を備えなくなったときの廃止後の措置が適切に講じられているか。

[備えなくなったときの(廃止後の)措置]
・使用室および貯蔵庫の鍵の管理を適切に行うこと。また，長期間使用していない線源は，年に1回以上目視により本数の確認以外に放射線測定器により紛失，破損等の異常の有無を確認すること。

第2章 ● 診療用放射線の安全管理

・ 今後使用予定のない線源については，適切な方法により廃棄等を行うこと。線源の譲受，使用，保管，運搬，譲渡（廃棄）に関する帳簿を備え，常に保管状態が確認できる管理を行うこと。

--Q&A--

Q1 前立腺への永久刺入に使われる ^{125}I シード線源はカードリッジ単位で販売されています。このため利用されなかった余剰線源はどのように処理すべきでしょうか。また，刺入した線源が人体から脱落した場合の処理についても教えてください。

A1 放射性同位元素等による放射線障害の防止に関する法律施行令第1条第5号の医療機器を指定する告示（文部科学省告示第76号，平成17年6月1日）では，人体内から再び取り出す意図をもたずに挿入された線源を挿入線源といい，RI規制法は適用されません。しかし，人体に挿入されなかった線源は適用されます。とはいえ，いずれの線源も放射線を放出しているため，適切な容器に入れて管理し，業者へ譲渡するのが現実的です。

Q2 校正用線源や特定放射性同位元素の所在が不明になった場合の対応について教えてください。

A2 許可届出使用者等は，現在，使用している線源について再確認し，所在が不明になった線源については本来の使用場所と周辺をサーベイメータで測定するなど放射線障害の防止に努めます。

　　また，速やかに管轄の警察署（RI規制法第33条），消防署（RI規制法規則第29条）や保健所（規則第30条の25条），原子力規制委員会（RI規制法規則第39条）などの関係各署へ通報します。なお，発見した際には経緯などについても報告します。

----

13. 陽電子断層撮影診療用放射性同位元素を使用する体制

（規則第28条第1項第4-5号）

①放射線障害の防止に関する予防措置が講じられているか。

[予防措置]

1. 陽電子断層撮影診療に関する所定の研修を修了し，専門の知識及び経験を有する診療放射線技師を，陽電子断層撮影診療に関する安全管理に専ら従事させること。

2. 放射線の防護を含めた安全管理の体制の確立を目的とした委員会等を設けること。

3. 陽電子断層撮影診療を担当する医師又は歯科医師と薬剤師との連携が十分に図られ

るように努めることが望ましい（医政発 0315 第 4 号通知）。

②陽電子断層撮影診療用放射性同位元素を使用する以下に掲げる項目に該当する医師又は歯科医師を 1 名以上配置すること。

1. 当該病院又は診療所の常勤職員であること。
2. 陽電子断層撮影診療に関する安全管理の責任者であること。
3. 核医学診断の経験を 3 年以上有していること。
4. 陽電子断層撮影診療全般に関する所定の研修を修了していること。

--Q&A--

Q 自動注入器の不具合により PET 薬剤が拡散してしまいました。どのような対応がよいでしょうか。

A 患者の穿刺部位を確認し必要な処置等を行い，担当者などによる説明を行います。汚染が疑われる放射線作業従事者の被ばく線量を確認するとともに，サーベイメータにより汚染の拡大を確認し，必要があれば除染します。

----

14. 放射線装置における障害防止の方法

（規則第 30 条, 規則第 30 条の 2, 規則第 30 条の 2 の 2, 規則第 30 条の 3, 規則第 30 条の 7 の 2）

エックス線装置，診療用高エネルギー放射線発生装置，診療用粒子線照射装置，診療用放射線照射装置及び放射性同位元素装備診療機器について，放射線装置それぞれに関する規則を遵守した障害防止の方法が講じられていること。

15. 閉鎖のための設備又は器具

（規則第 30 条, 規則第 30 条の 9, 規則第 30 条の 11 第 1 項第 5 号, 規則第 30 条の 11 第 2 項）

①放射性同位元素装備診療機器使用室，貯蔵施設及び保管廃棄設備で扉，ふた等外部に通ずる部分には，かぎその他閉鎖のための設備又は器具を設けること。

②排液処理槽の上部の開口部は，ふたのできる構造とするか，又はさくその他の周囲に人がみだりに立ち入らないようにするための設備を設けること。

排液処理槽が屋外の場合は，閉鎖のための設備または器具が腐食していないか確認する。

---Q&A---

Q 液体状の医療用放射性汚染物は半減期および希釈による計算値をもって濃度限度以下と算定できれば排水してよいでしょうか。

A 排水中の濃度は，排水前にあらかじめ排液を採取して濃度を確認しなければなりません。なお，^{223}Raはα線を^{90}Yはβ線が測定できる放射線測定器が必要です。

16. 放射性同位元素使用室の設備による管理

（規則第30条の8，規則第30条の8の2）

①診療用放射性同位元素使用室及び陽電子断層撮影診療用放射性同位元素使用室の出入口の付近*に放射性同位元素による汚染の検査に必要な放射線測定器，放射性同位元素による汚染の除去に必要な器材及び洗浄設備並びに更衣設備を設けること。

②準備室には，洗浄設備を設けること。また，フード，グローブボックス等の装置が設けられているときは，所定の規定により設ける排気設備に連結されていること。

* 出入口の付近：線量測定などを記載する入退室簿を備え，汚染拡大の防止に利用する。

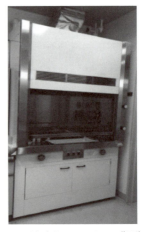

フード（オークリッジ型）

---Q&A---

Q 診療用放射性同位元素を使用している医療機関では，作業環境測定士が空気中の放射性物質の濃度について1月を超えない期間ごとに測定しなければなりません（RI規制法規則第20条，電離則第54条）。しかし，測定を行っていない医療機関もあり，必ずしも実施しなくてよいのでしょうか。

A 安衛法施行令第21条により放射線業務を行う作業場では，事業者は作業環境測定士に必要な測定を行わせ，関係者に周知させ記録は5年間保存しなければなりません。診療放射線技師は認定講習を受講することで作業環境測定士（放射線）の資格を取得できます。

17. 貯蔵・運搬・保管の各容器に関する適切な管理

（規則第30条の9〜10，規則第30条の11第2号ロ，ハ）

①貯蔵容器または運搬容器は表面から1mの距離における実効線量が100μSv毎時以下になるように遮へいすることができる構造とする。

②貯蔵容器または運搬容器は，空気を汚染するおそれのある場合は気密な構造とし，また液体状の場合はこぼれにくい構造でありかつ液体が浸透しにくい材料であること。

③貯蔵容器，運搬容器または保管廃棄容器の表面には標識を付する*こと。

* 表面には標識を付する：文字付放射能標識を貼り，「許可なくして触れることを禁ず」などの注意書きを記載する。

-- Q&A --------------------------------

Q 貯蔵箱は遮へいの観点から鉛および不燃材料の構造でよいでしょうか。

A 貯蔵施設には，貯蔵室または貯蔵箱を設ける必要があります。密封放射性同位元素を耐火性の構造の容器に保管する場合は，貯蔵室等は必要でありません。ここで，貯蔵室は耐火構造で貯蔵箱は耐火性の構造（耐火構造と同様に考える）である必要があります（規則第30条の9第4号）

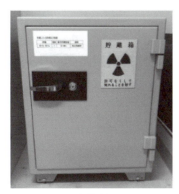

貯蔵箱

第2章 ● 診療用放射線の安全管理

18. 廃棄施設に関する適切な管理

（規則第30条の11）

①排液処理槽は，排液を採取することができる構造又は排液中における放射性同位元素の濃度が測定できる構造としかつ排液の流出を調節する装置を設けること。

②排気設備*に故障が生じた場合において放射性同位元素によって汚染された物の広がりを急速に防止することができる装置を設けること。

> ＊排気設備：測定記録では，排気設備のフィルタの交換や排気記録などを記載し装置の稼働状況などを把握する。

--- Q&A ---

Q 使用する診療用放射性同位元素がシリンジ入り製品のみの場合は，排水設備は不要でしょうか。

A 核医学診療施設には，排水設備が必要です。なお，排気設備については，作業の性質上設けることが著しく困難である場合であって，気体状の放射性同位元素を発生し，または放射性同位元素によって空気を汚染するおそれのないときは，設けなくてもかまいません。

----

19. 通報連絡網の整備 （規則第30条の25）

地震，火災その他の災害又は盗難，紛失その他の事故に伴う保健所，警察署，消防署その他関係機関への連絡網並びに通報体制を整える。

[連絡網並びに通報体制]

①地震その他の災害によるものも含め，放射性同位元素の盗難又は所在不明，異常な漏えい，被ばく等，法令報告の対象となる異常事態が発生した場合や，②法令報告対象ではないが，管理区域内での火災発生，事業所内の管理区域外において，事業所内の放射性同位元素もしくはその収納容器に延焼する可能性のある火災が発生した場合（事業所内運搬中を含む）は，直ちに指定の連絡先に電話連絡をし，関連事務連絡（原規放発第1803076号）に従い，その状況を通報する必要がある。

--Q&A--

Q 大規模自然災害による被害が報告されていますが，管理体制については見直しが必要でしょうか。

A RI 規制法第 31 条の 2 により報告義務の強化が図られ，事故等が発生した場合の原子力規制委員会への報告が事業者の義務として規定され，予防規定を見直さなければなりません（RI 規制法規則第 21 条）。これについては「放射線障害予防規定に定めるべき事項に関するガイド」が制定され，放射線障害予防規定の変更届が必要です。

なお，立入検査では，構造設備や放射線管理の確認がなされるため表 2-7 に示す書類の準備が必要である。

表 2-7　立入検査　事前準備資料

項　目	必要な書類など
管理区域	遮へい計算書，空間線量分布図，漏えい線量測定結果，RI 表面汚染測定結果など
敷地の境界における防護	漏えい線量測定結果
患者および取扱者に対する注意事項の掲示	装置の届出に示された注意事項掲示場所を示した図面
使用室及び病室である旨を示す標識	放射線診療を行う部屋の名称と掲示場所を示した届出時の図面
使用中の表示について必要な注意事項の掲示	表示位置が示された届出時の図面
取扱者の遵守事項	作業衣等の確認
放射線診療従事者の被ばく防止措置	従事者一覧名簿，個人被ばく線量測定結果等，内部被ばく算定結果
患者の被ばく防止についての適切な措置	遮へい計算結果表，漏えい線量測定結果
治療を受けている患者への適切な表示	治療病室への入退院記録，治療内容を示したカルテ
施設設備における使用・貯蔵・運搬または廃棄	使用および管理記録簿　安全管理マニュアル，サーベイ記録，廃棄・譲渡に関する書類，業務運用マニュアル
放射性同位元素の適切な管理	入退室記録，検査記録，管理台帳（排気・排水・汚染対策措置を含む），定期点検簿など

第 2 章 ● 診療用放射線の安全管理

参考文献

1) 日本診療放射線技師会医療被ばく安全管理委員会編：医療被ばく相談 Q & A．医療科学社，124 ～ 125，2018.

2) 山口一郎監修：医療放射線　法令・立入検査手引書．ピラールプレス，2010.

3) 医療放射線の安全管理の考え方を開設するサイト https://ndrecovery.niph.go.jp/trustrad/qa/（アクセス日：2019 年 2 月 3 日)

4) 高橋康幸ほか：医療法施行規則に基づく医療安全対策に関する調査．日放公安会誌，2（1），9-13，2005.

5) 高橋康幸ほか：放射性同位元素等による放射線障害の防止に関する法律等に基づく校正用線源等の現状調査について．日放技学誌，61（6），335-340，2007.

6) 高橋康幸ほか：診療放射線技師養成所における放射線安全管理学教育の現状．日放技師会誌，57（1），38-41，2010.

③ 医療被ばくの適正管理

1. 医療法施行規則の改正概要

　厚生労働省では「医療放射線の適正管理に関する検討会」を2017（平成29）年4月から2019（平成31）年3月まで8回開催し，有識者を交えて医療被ばくの適正管理のあり方について検討した。その議論を踏まえ，医療法施行規則の一部を改正する省令（平成31年厚生労働省令第21号）を公布し，改正省令および告示における改正の要点および施行にあたり留意すべき事項を医政発0312第7号の厚生労働省医政局長通知で示している。

　要点は，診療用放射線に係る安全管理は，管理者が確保すべき安全管理の体制の1つとして，体制の確保にあたって講じるべき措置を以下のように定めたことである（改正省令による改正後の医療法施行規則（以下「新規則」という）第1条の11第2項第3号の2関係）。

①診療用放射線に係る安全管理のための責任者を配置すること。
②診療用放射線の安全利用のための指針を策定すること。
③放射線診療に従事する者に対する診療用放射線の安全利用のための研修を，1年度当たり1回以上行うこと。
④放射線診療を受ける者の当該放射線による被ばく線量の管理および記録その他の診療用放射線の安全利用を目的とした改善のための方策を行うこと。

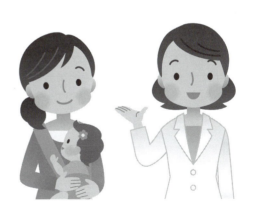

　具体的には，診療用放射線の安全管理は管理者の義務とし，病院などにおける常勤の医師または歯科医師が放射線診療における正当化，常勤の診療放射線技師が放射線診療における最適化を担保することと職種名をあげて示している。

1-1. 医療被ばくの特徴

　国際放射線防護委員会（ICRP）により定義されている放射線被ばくの種類は，職業被

第2章 ● 診療用放射線の安全管理

ばくと医療被ばく，そして公衆被ばくであり，線量を制限することによって目的とする医療効果が得られなくなるのを防ぐために，医療被ばくによる線量は，放射線防護の対象には含まれていない。そこで，それぞれの医療行為において放射線を用いることの正当化と，適切な線量を用いるための最適化がきわめて重要になる。

1-2. 医療における正当化

医療被ばくは意図的な被ばくであり，患者の受ける医療行為がその患者にとって役立つことが前提になっており，ICRP は，医療における正当化については以下の 3 段階のレベルが適用されるとしている。

レベル 1：医療放射線が患者に便益をもたらすという原則

レベル 2：特定の放射線医療を行う正当化

レベル 3：個別の患者における放射線医療の正当化

被ばくを伴う医療行為の正当化はその診療を行う医師や歯科医師の責任であり，十分な説明と同意が必要である。そこで，参考になる診療ガイドラインが，専門学会などが中心となってとりまとめられている。

放射線診療における最適化とは，診療に適切な線量の管理を行うことである。一般にCT などの画像診断では，一定の品質の画像を得るために必要な線量がある。装置や患者の体格，あるいは目的とする診断情報など，さまざまな条件で必要な線量は当然変わってくるが，防護の最適化のためには，線量を管理することが出発点となる。

放射線診断では，最適化のために診断参考レベル（diagnostic reference level：DRL）を利用することが推奨され，「新規則」が示す具体的内容は以下のとおりである。

1) 診療用放射線に係る安全管理のための責任者の配置

医療放射線安全管理責任者は，診療用放射線の安全管理に関する十分な知識を有する常勤職員であって，原則として医師および歯科医師のいずれかの資格を有していること。ただし，病院等における常勤の医師または歯科医師が放射線診療における正当化を，常勤の診療放射線技師が放射線診療における最適化を担保し，当該医師または歯科医師が当該診療放射線技師に対して適切な指示を行う体制を確保している場合にかぎり，当該病院などについて診療放射線技師を責任者としても差し支えないこと。

2) 診療用放射線の安全利用のための指針の策定

医療放射線安全管理責任者は，次に掲げる事項を文書化した指針を策定すること。

①診療用放射線の安全利用に関する基本的考え方

②放射線診療に従事する者に対する診療用放射線の安全利用のための研修に関する基本的方針

③診療用放射線の安全利用を目的とした改善のための方策に関する基本方針

④放射線の過剰被ばくその他の放射線診療に関する事例発生時の対応に関する基本方針

⑤ 医療従事者と患者間の情報共有に関する基本方針（患者等に対する当該方針の閲覧に関する事項を含む。）

3）放射線診療に従事する者に対する診療用放射線の安全利用のための研修の実施

①研修の対象者は，放射線診療の正当化または患者の医療被ばくの防護の最適化に付随する業務に従事する者（医師，歯科医師，診療放射線技師など）

②研修は年1回以上

③研修の実施内容（開催日時または受講日時，出席者，研修項目など）を記録する

④研修は当該病院等以外の場所での研修，関係学会などが主催する研修を受講することでも代用可能

⑤研修は他の医療安全に係る研修または放射線の取り扱いに係る研修と併せて実施可能

⑥研修の内容は以下のとおり

・患者の医療被ばくの基本的な考え方に関する事項

・放射線診療の正当化に関する事項

・患者の医療被ばくの防護の最適化に関する事項

・放射線の過剰被ばくその他の放射線診療に関する事故発生時の対応などに関する事項

・患者への情報提供に関する事項

4）放射線診療を受ける者の当該放射線による被ばく線量の管理および記録その他の診療用放射線の安全利用を目的とした改善のための方策の実施

1-3. 防護の最適化

　医療法施行規則の一部を改正する省令の施行等について（平成31年3月12日，厚生労働省医政局長通知）では，①ＣＴエックス線装置，②血管造影検査に用いる透視用エックス線装置，③診療用放射性同位元素を用いた検査，④陽電子断層撮影診療用放射性同位元素を用いた検査では，被ばく線量の記録だけでなく，患者に対する被ばくに関する適切な説明及び被ばく線量情報の提供，診断参考レベルに基づく線量及び放射性医薬品の投与量の管理の最適化についての取り組みを医療機関に求めている。

　一方，医療被ばくでの検査件数は，定期健康診断や集団検診等における胸腹部撮影が多く，「胸のレントゲン撮影をした後に妊娠が判明した。胎児に影響はないのか？」などの医療被ばくに関する質問が多い。そのため，改正省令では義務づけられていない一般撮影領域においても，医療被ばく研究情報ネットワーク（J-RIME）によって策定され2015

第2章 ● 診療用放射線の安全管理

年6月に公表された診断参考レベル*（DRLs 2015）を参考にして，自施設の各種検査における被ばく線量の測定と被ばく線量に関する適切な説明及び被ばく線量とその影響についての情報提供が診療放射線技師に求められている。一般撮影領域における診断参考レベル値は，最新の機器および技術の導入を用いて実現できる最小の線量を指標としているのではなく，放射線診療上行うべき品質管理により，どの施設でも実現可能となる線量値を目安としている。

　J-RIME の示した，一般撮影の診断参考レベルを表 2-8 に示すが，一般撮影領域における被ばく線量の測定方法は，日本診療放射線技師会（以下「技師会」という）の「放射線量適正化のための医療被曝ガイドライン」に詳細に示されている。診断参考レベルは，技師会の医療被曝ガイドラインと比較して同等もしくは一部低減が認められる。これは検出量子効率（detective quantum efficiency：DQE）のよい FPD（flat panel detector）の普及が関係していると考える。 現状において FPD の使用率は各撮影部位別に差異はあるものの，5〜20％程度となっており，今後は FPD の普及を予想するならば，より被ばく線量の低減が期待できる。

表 2-8　一般撮影の診断参考レベル

撮影部位	入射表面線量（mGy）	撮影部位	入射表面線量（mGy）
頭部正面	3.0	骨盤	3.0
頭部側面	2.0	大腿部	2.0
頸椎	0.9	足関節	0.2
胸椎正面	3.0	前腕部	0.2
胸椎側面	6.0	グースマン法	6.0
胸部正面	0.3	マルチウス法	7.0
腹部	3.0	乳児胸部	0.2
腰椎正面	4.0	幼児胸部	0.2
腰椎側面	11.0	乳児股関節	0.2

　より詳しい情報は J-RIME の診断参考レベル設定の報告書を参照のこと

　一般撮影領域における最適化のための入射表面線量の測定には，電離箱線量計や TLD（thermo luminnescence dosimeter），蛍光ガラス線量計（fluorescent glass dosimeter：FGD）などの各種線量計が必要となる。一方，エックス線装置の絞り前面の付加フィルタの取り付け溝に差し込むことで検査ごとに測定できる面積線量計の活用も進んでいる（図 2-3）。

*観測された線量分布の 75 パーセンタイルの値（通常）に基づいて設定された診断参考レベルによる
　被ばく線量の最適化を目的とする。

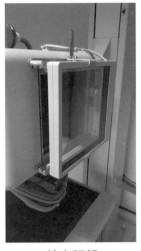
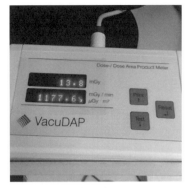

検出器部　　　　　　　　　表示部

図 2-3　被ばく線量（照射線量）を測定する面積線量計

2．線量の管理と記録 (表 2-9)

①一般エックス線撮影は，従来電離箱を用いるのが標準であるが半導体測定器を利用してもよい。また，表示値（照射線量，空気カーマ）から入射表面線量を求めるにあたっては，実効エネルギーや後方散乱係数などを含めた換算が必要となる。

②エックス線 CT は，DRL に載っている項目で CT を施行した標準体格患者の CT 装置が推測した CTDI や DLP について，検査後に表示される値を推測値としてもよい。なお，推測値が得られない CT 装置の場合は，WAZA-ARIv2, CT-Expo などのソフトウェアで推測できる（ImPACT CT dosimetry は 2011 年より更新を停止）。

③マンモグラフィは平均乳腺線量の測定とする。

④血管造影・IVR は，装置に表示される値を用いる。また表示されない装置の場合では，基準点での透視線量率を測定とする（測定法は IVR に伴う放射線皮膚障害の防止に関するガイドラインを参照）。

⑤核医学における検定量は 12 時の放射能であり，実投与量（放射能）は投与した時間とする。（核種ごとの放射能については関連学会のホームページを参照）

2-1．医療被ばくの線量管理

①関連学会等の策定したガイドラインなどを参考に被ばく線量の評価および線量の適正化を行う。

②医療被ばくの線量管理の方法は，必要に応じて見直しを行う。

第2章 ● 診療用放射線の安全管理

・関連学会等の策定したガイドラインなどに変更があったとき
・放射線診療機器等の新規導入時，買換え時，放射線診療の検査手順に変更があったとき

2-2. 医療被ばくの線量記録

①関連学会等の策定したガイドラインなどを参考に，当該診療を受ける患者の被ばく線量を適正に検証できる様式を用いて行うこと。
②対象となる放射線診療機器以外についても，必要に応じて，医療被ばくの線量管理および線量記録を行うことが望ましい。

2-3. 医療被ばくの最適化の指標について

医療被ばくの最適化には，診断参考レベルを指標とする。

表 2-9　医療被ばく線量の取得方法

エックス線装置等		DRL で用いられる値	医療機関内での取得方法
エックス線装置	一般撮影装置	入射表面線量 （mGy）	・線量計を用いて実測 ・装置の表示値 ・計算による推計
	乳房エックス線撮影装置	平均乳腺線量 （mGy）	・ファントムおよび線量計で実測 ・装置の表示値
	口内法エックス線装置	患者入射線量 （mGy）	・線量計を用いて実測
	CT エックス線装置	CTDIvol. （mGy） DLP （mGy・cm）	・CT 装置のコンソールの表示値 ・Dose report として記録
	透視用エックス線装置	透視線量率 （mGy/min）	・ファントムおよび線量計で実測 ・装置の表示値 　（照射線量など）
診療用放射性同位元素		実投与量 （MBq）	・実測あるいは計算
陽電子断層撮影診療用放射性同位元素		実投与量 （MBq）	・実測あるいは計算

2-4. 医療被ばくの線量記録について

放射線診療機器が急速に進歩するなか，診療用放射線の適正な管理に係る基準などについて，2017（平成 29）年度 4 月より厚生労働省医政局において開催された医療放射線の適正管理に関する検討会において議論を行い，その論点を整理した「医療放射線の適正管理に関する検討会における議論の整理」（平成 30 年 6 月）を踏まえ，医療法施行規則

が改正され2019（平成31）年3月に公布された。診療用放射線の安全管理について（規則第1条の11関係）の施行日は2020（令和2）年4月となっており，必要な医療被ばくの記載方法については，「医療法施行規則の一部を改正する省令の施行について」（医政発0312第7号）の厚生労働省医政局長通知で「医療被ばくの線量記録は，関係学会等の策定したガイドラインなどを参考に，診療を受ける者の被ばく線量を適正に検証できる様式を用いて行うこと」とされ，J-RIMEの示している診断参考レベルの決め方を基に記録することが望まれる（表2-10）。

表2-10 医療被ばく線量の記録方法

エックス線装置等	記録する値	線量表示機能あり	線量表示機能なし
CTエックス線装置	DLP (mGy・cm)及び撮影部位	装置に表示（または報告書に記載）されたDLPを記録	管電圧，管電流等の撮影パラメータから計算ソフトウェア等を使用して算出
透視用エックス線装置	入射表面線量 (mGy)及び撮影部位	装置に表示された透視線量および撮影線量から計算	①当該患者に線量計を貼り付けて，診療中に測定②管電圧，照射時間等の撮影パラメータから計算ソフトウェア等を使用して算出
核医学	実投与量 (MBq)	患者ごとに投与する放射能を算出	①測定器により測定②検定日時及び放射性同位元素の物理的半減期により算出

1）CTエックス線装置

　CTエックス線検査時の被ばく線量測定は，CT用電離箱線量計によるCT線量指標CTDI（computed tomography dose index）を用いる（図2-4）。測定にはファントムと線量計が必要である。このCT用電離箱線量計とアクリル円筒型ファントムを用いて測定する値は，「装置管理のための測定であって，被ばく線量評価ではない」との意見もある。

　2002年にICRPがPubl. 87「CTにおける患者線量の管理」を公表し，CTDIのみならずDLP（dose length product）の評価法も示した。医療放射線の適正管理に関する検討会ではCTDIvol. (mGy)またはDLP（mGy・cm）の値を最適化の基本として議論していたが，「医療放射線の安全管理のための指針（案）」では，患者個人の線量記録の単位としてDLP（mGy・cm）および撮影部位を記録することとされた。

　CTエックス線装置の線量表示機能が医療機器の認証基準になったのは2004（平成16）年であるので，線量表示機能がなく線量管理・線量記録が実施できない装置が稼働している医療機関もある。そのような場合には，ImPACT CT Patient Dosimetry Cul-

culator のようなエックス線 CT の被ばく線量を推定できるソフトウェアを用いて，管電圧，管電流，スキャン時間，スライス幅，ビームピッチ，スキャン幅を入力することによって DLP（mGy・cm）を求められる（図 2-5）。

現在，ImPACT はサービス提供が終了しているので，ユーザー登録を行うことで利用できる WAZA-ARIv2（URL:https://waza-ari.nirs.qst.go.jp/）がある。

J-RIME の公表した DRLs2015 の成人 CT の診断参考レベル（表 2-11）は，100 床以上かつ放射線科医が常勤している日本医学放射線学会の修練機関を調査対象とした調査結果であるが，自施設の CT エックス線装置の測定値あるいは線量推定結果と比較検討することが望まれる。

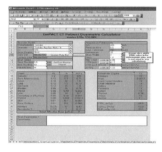

図 2-4　X 線 CT の被ばく線量測定（実測例）

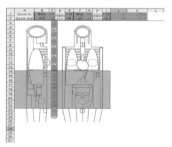

ImPACT入力および結果画面　　撮影範囲決定画面

図 2-5　X 線 CT の被ばく線量推定（ImPACT）
（J-RIME の資料より引用）

表 2-11　成人 CT の診断参考レベル

	CTDI$_{vol}$（mGy）	DLP（mGy·cm）
頭部単純ルーチン	85	1350
胸部 1 相	15	550
胸部〜骨盤 1 相	18	1300
上腹部〜骨盤 1 相	20	1000
肝臓ダイナミック	15	1800
冠動脈のみ	90	1400

注 1：標準体格は体重 50 〜 60 kg，ただし冠動脈のみ体重 50 〜 70 kg。
注 2：肝臓ダイナミックは，胸部や骨盤を含まない。

　より詳しい情報は CT の DRL 設定の報告を参照のこと。

　小児 CT 検査の診断参考レベル（表 2-12）は，日本放射線技術学会の研究班が 2012 年に行ったアンケート調査結果（196 施設の撮影条件を解析）と，技師会が 2013 年に行ったアンケート調査結果（307 施設の撮影条件を解析）から得られたものである。

表 2-12　小児 CT の診断参考レベル

	1 歳未満		1 〜 5 歳		6 〜 10 歳	
	CTDI$_{vol}$	DLP	CTDI$_{vol}$	DLP	CTDI$_{vol}$	DLP
頭部	38	500	47	660	60	850
胸部	11 (5.5)	210 (105)	14 (7)	300 (150)	15 (7.5)	410 (205)
腹部	11 (5.5)	220 (110)	16 (8)	400 (200)	17 (8.5)	530 (265)

注 1：16 cm ファントムによる値を示し，括弧内に 32 cm ファントムによる値を併記した。
注 2：CTDI$_{vol}$ の単位は mGy，DLP の単位は mGy·cm である。

　より詳しい情報は CT の DRL 設定の報告書を参照のこと。

　厚生労働省医政局長通知（医政発 0312 第 7 号）では，「診療を受ける者の被ばく線量を適正に検証できる様式を用いて行うこと。」とされている。被ばく線量の管理を行うにあたり，患者の ID・氏名・性別・年齢（生年月日）・身長・体重（体型）・検査年月日などの個人情報に加え，被ばく線量に関する情報が必要となる。本書では，被ばく線量の適正な検証のため，表 2-13 に示す様式を提案する。

第 2 章 ● 診療用放射線の安全管理

表 2-13　X 線 CT による被ばく線量を適正に検証できる様式（案）

protocol (撮影部位)	scan type	線量表示機能あり		管電圧 (kV)	管電流 (mA)	時間 (sec)	mAs	スライス厚 (mm)	ビームピッチ	scan length (mm)
		CTDIvol (mGy)	DLP (mGy·cm)							
頭部	conventional	54.54	1129	120			345	5		210
腹部	helical	9.16	375.7							

　2019（平成 31）年の医療法施行規則の一部改正では，新しい医療技術の導入に際して，医療安全の視点から，患者および放射線診療従事者の安全を確保することにより「使用場所の制限」が緩和されたことに大きな特徴がある。

　X 線 CT 組み合わせ型ポジトロン CT 装置や X 線 CT 組み合わせ型 SPECT 装置においても，適切な放射線防護の体制を確立することなどで X 線 CT の単独使用も可能である。そのため，PET-CT 複合装置，SPECT-CT 複合装置においても CT の線量管理と記録が必要なのはいうまでもない。

2）血管造影検査に用いる透視用エックス線装置

　エックス線透視下で治療を行う IVR は，画像診断用機器や診断技術などを応用することによりめざましい進歩を遂げ，多くの疾患の治療法として普及している。しかし，拡大透視や高線量率透視を長時間使用し，撮影回数も多くなることがあり，患者に皮膚障害を生じる事例の報告もある。

　医療放射線の適正管理に関する検討会では，血管造影検査に用いる透視用エックス線装置にあっては，入射表面線量（mGy）および撮像部位を記録することとされた。一方，エックス線透視装置における線量表示機能が医療機器の認証基準になったのは 2012（平成24）年であるので，線量表示機能がなく線量管理・線量記録が実施できない装置の場合は，関連学会の策定したガイドラインなどを参考に，透視線量率と透視時間，撮影線量率と撮影時間を記録することによって入射表面線量（mGy）を算出し記録することが望まれる。

　J-RIME では，IVR 基準点における透視線量率として 20 mGy/min を DRL として提案している。測定基準点としている IVR 基準点（interventional reference point）は，IEC や JIS の改訂により現在では，patient entrance reference point（患者照射基準点）と名称変更されているが，両者の基準点は同じ位置を示し J-RIME の示した DRL との比較もあるため，本書では IVR 基準点を使用する（図 2-6）。

　J-RIME では，IVR 基準点における透視線量率として 20 mGy/min を提示しているが，入射表面線量のガイドラインを示していない。

そこで本書では，技師会が2009年に示した血管造影・IVRにおける線量低減目標値（2Gy）をガイドラインとして提案する（表2-14）。また，被ばく線量の管理を行う際には，患者のID・氏名・性別・年齢（生年月日）・身長・体重（体型）・検査年月日などの個人情報も必要となる。

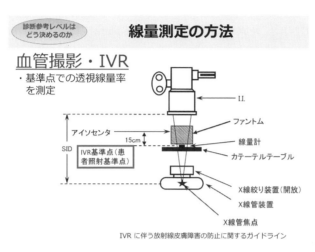

図2-6　血管撮影・IVRの被ばく線量測定

(J-RIMEの資料より引用)

表2-14　血管造影・IVRにおける被ばく線量を適正に検討できる様式（案）

手技	線量表示機能あり DAP (Gy·cm²)	線量表示機能あり AK (mGy)	透視線量率 (mGy/min)	透視時間 (min)	撮影線量率 (mGy/min)	撮影時間 (min)	入射表面線量 (mGy)	ガイドライン (JART)
心カテ（診断）	18.1	293.99					239.60	2 Gy
頭部AG（診断）	124.24	484.22					436.77	2 Gy
頭部IVR			20	30	25	5	725	2 Gy
腹部IVR（肝細胞がんTAE）	47.01	212.5					183.38	2 Gy

3）核医学（放射性医薬品）

　現在の核医学は，PET（positron emission tomography）における自家製造検査薬を除いて，一般的に薬事承認された放射性医薬品が使用されている。放射性医薬品メーカーが販売するRIは，1検査用として調整された放射能量の製剤として普及している。

　J-RIMEの示す核医学検査の実投与量は，図2-7に示すように，12時検定の放射能量を投与時間によって計算し記録することが必要である。

　厚生労働省医政局長通知（医政発0312第7号）は，「新規則第30条の23第2項に

規定する診療用放射性同位元素若しくは陽電子断層撮影診療用放射性同位元素の使用の帳簿等において，当該放射線診療を受けた者が特定できる形で被ばく線量を記録している場合は，それらを線量記録とすることができること」とあるので，使用記録簿で対応可能である。

患者ごとに投与する放射能量の算出には，①測定器（キュリーメータ）による測定，②検定日時および放射性同位元素の物理的半減期による算出によって，薬剤の種類と実投与量（MBq）を患者個人が特定できるかたちで線量記録とする（表2-15）。

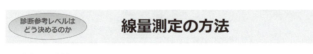

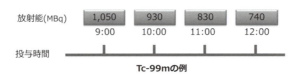

図2-7 放射性医薬品の線量測定の方法

（J-RIMEの資料より引用）

表2-15 核医学による被ばく線量を適正に検証できる様式（案）

投与日・時間	患者ID	患者氏名	検査部位	薬剤名	実投与量

3-3. 小児核医学検査の適正投与

小児核医学検査の適正投与については，日本核医学会小児核医学検査適正施行検討委員会による「小児核医学検査適正施行のコンセンサスガイドライン」を参照のこと。

---Q&A----------------------------------

Q1 平成23年に，放射性医薬品の小児投与において，標準投与量を大きく上回る量が投与された問題がありましたが，今日ではどのような基準が設けられていますか。

A1 「小児核医学検査適正施行のコンセンサスガイドライン」が日本核医学会より公表されており，放射性医薬品それぞれの適正投与量（投与量［MBq］＝別表1の基本量

×別表２の当該クラスの体重係数）のみならず対象疾患や撮像技術についても示されています。

別表１　放射性医薬品のクラス分類と基本量・最小量

核種	放射性医薬品	クラス	基本量 (MBq)	最小量 (MBq)
I-123	NaI	C	0.6	3
	IMP	B	13.0	18
	MIBG（腫瘍）	B	28.0	40
	MIBG（心筋）	B	7.9	16
	イオマゼニル	B	11.9	24
	BMIPP	B	7.9	16
F-18	FDG	B	14.0	14
Ga-67	クエン酸	B	5.6	10
Tc-99m	アルブミン（心プール）	B	56.0	80
	スズコロイド（肝脾）	B	5.6	15
	スズコロイド（骨髄）	B	21.0	20
	フィチン酸（肝脾）	B	5.6	15
	MDP/HMDP	B	35.0	40
	DMSA	A	25.6	15
	DTPA	A	34.0	20
	MAG3	A	34.0	20
	ECD	B	32.0	110
	HMPAO	B	51.8	100
	PMT	B	10.5	20
	MAA	B	13.2	10
	過テクネチウム酸（甲状腺）	B	5.6	10
	過テクネチウム酸（胃粘膜）	B	10.5	20
	RBC	B	56.0	80
	MIBI/テトロホスミン（腫瘍）	B	63.0	80
	MIBI/テトロホスミン（安静/負荷心筋2日法・最大*）	B	63.0	80
	MIBI/テトロホスミン（負荷心筋1日法：1回目**）	B	28.0	80
	MIBI/テトロホスミン（負荷心筋1日法：2回目**）	B	84.0	160
	GSA	B	13.2	26
Tl-201	塩化タリウム（腫瘍）	B	5.3	11
In-111	塩化インジウム	B	5.3	11

別表２　各クラスの体重別係数

体重 (kg)	A	B	C
3	1	1	1
4	1.12	1.14	1.33
6	1.47	1.71	2
8	1.71	2.14	3
10	1.94	2.71	3.67
12	2.18	3.14	4.67
14	2.35	3.57	5.67
16	2.53	4	6.33
18	2.71	4.43	7.33
20	2.88	4.86	8.33
22	3.06	5.29	9.33
24	3.18	5.71	10
26	3.35	6.14	11
28	3.47	6.43	12
30	3.65	6.86	13
32	3.77	7.29	14
34	3.88	7.72	15
36	4	8	16
38	4.18	8.43	17
40	4.29	8.86	18
42	4.41	9.14	19
44	4.53	9.57	20
46	4.65	10	21
48	4.77	10.29	22
50	4.88	10.71	23
52–54	5	11.29	24.67
56–58	5.24	12	26.67
60–62	5.47	12.71	28.67
64–66	5.65	13.43	31
68	5.77	14	32.33

＊１ 体重の重い患児では従来投与量より多い傾向になるので，この量を最大限として，より少量の投与を考慮。

＊２ 安静先行，負荷先行のいずれにも適用。 ２回目量は１回目量の２～３倍。

Q2 核医学検査による胎児（授乳を含む）への被ばくはどのように考えるべきでしょうか。

A2 胎児は公衆の被ばく線量限度を超えないようにしなければならず，核医学検査では種類によって妊婦または妊娠している可能性のある婦人ならびに授乳中の婦人に禁忌が設けられています。授乳停止推奨期間について ICRP Publ. 52 では，^{99m}Tc 赤血球，リン酸塩および DTPA は最低４時間（グループⅢ），グループⅢを除く ^{99m}Tc 化合物と ^{131}I, ^{123}I-ヒップランは最低 12 時間（グループⅡ），^{67}Ga, ^{201}Tl と ^{131}I を含んだ放射性医薬品（ヒップランを除く）は最低３週間（グループⅠ）とされています。

また，IAEA GSR Part3 では，妊娠週数による被ばく線量のあり方が述べられています。

第 2 章 ● 診療用放射線の安全管理

3-4. 情報提供と説明

　改正省令の要点は，診療用放射線に係る安全管理は，管理者が確保すべき安全管理の体制の 1 つとして，体制の確保にあたって講じるべき措置を定めたことである（規則第 1 条の 11 第 2 項第 3 号の 2）。

　診療用放射線に係る安全管理のための体制の確保に係る措置として，診療用放射線の利用に係る安全な管理のための責任者を配置し，次に掲げる事項を行わせることと明記している。

イ　診療用放射線の安全利用のための指針の策定

ロ　放射線診療に従事する者に対する診療用放射線の安全利用のための研修の実施

ハ　次に掲げるものを用いた放射線診療を受ける者の当該放射線による被ばく線量の管理及び記録その他の診療用放射線の安全利用を目的とした改善のための方策の実施

　具体的には，診療用放射線の安全管理は管理者の義務とし，病院等における常勤の医師または歯科医師が放射線診療における正当化，常勤の診療放射線技師が放射線診療における最適化を担保することと職種名をあげて示している。

　ハの「次に掲げるものを用いた放射線診療」とは，厚生労働大臣の定める放射線診療に用いる医療機器として，① CT エックス線装置，②血管造影検査に用いるエックス線透視診断装置，③診療用放射性同位元素を用いた検査，④陽電子断層撮影診療用放射性同位元素を用いた検査では，被ばく線量の記録だけでなく，患者に対する被ばくに関する適切な説明および被ばく線量情報の提供，診断参考レベルに基づく線量および放射性医薬品の投与量の管理など，最適化についての取り組みを医療施設に求めている。

　規則第 1 条の 11 第 2 項第 3 号の 2 のイ「診療用放射線の安全利用のための指針の策定」とは具体的に何を示すのか。医療放射線の適正管理に関する検討会の第 7 回（平成 30 年 9 月 28 日）資料 1 では，以下の 5 項目と規定されている。

①放射線の安全管理に関する基本的な考え方

②医療放射線の安全管理に係る安全管理のための従事者に対する研修に関する基本方針

③医療放射線の安全管理に係る安全の確保を目的とした改善のための方策に関する基本方針

④放射線の過剰被ばく，その他放射線診療に関する事例発生時の対応に関する基本方針

⑤医療従事者と患者との情報の共有に関する基本方針（患者などに対する当該指針の閲覧に関する基本方針を含む）

　医療現場で想定される（経験例を含め）事例であれば，CT 検査後に「検査部位は何処で，その被ばく線量は，そして放射線影響はあるのか？」との質問にどのように対応するか。

　各医療施設では指針を作成し，被ばく線量と撮影部位を記録し，説明（患者等との情報共有）が求められることになる。

　従来であれば，図 2-8 に示すような写真を基に説明することで責任は果たせたといえる。福島原子力発電所事故以降，その検査における被ばく線量は？　将来，がんになるリスク（危険とかおそれの言葉も使われる）はないのか？　の質問に対して，誰が，どのように説明するかを医師，診療放射線技師，看護師などの対応を定めた指針の策定を医療施設に

義務付けている。

　日本診療放射線技師会では，ホームページ上に「放射線被ばく個別相談センター」を開設し，一般市民からの被ばく相談に対応してきた。

　これまでに寄せられた質問を，回答例を整理し，検査別に参考資料と併せて記載しているので，指針の作成や説明資料として活用できる（図2-9）。

頭部CT検査の有用性の説明

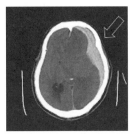
硬膜下出血

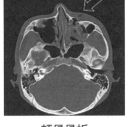
頰骨骨折

図2-8　頭部CT検査の有用性の説明

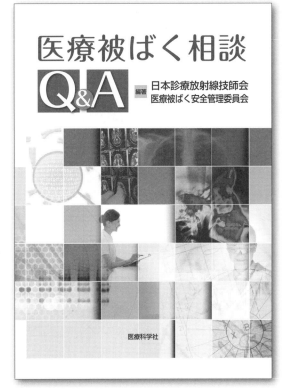

図2-9　医療被ばく相談Q＆A

第 2 章 ● 診療用放射線の安全管理

参考文献

1) 医療被ばく研究情報ネットワーク（J-RIME）監修：診断参考レベル運用マニュアル．日本放射線技術学会，2019.

2) 日本放射線技師会編：放射線量適正化のための医療被曝ガイドライン．文光堂，75-95，2009.

3) 中村仁信ほか：IVR の臨床と被曝防護．医療科学社，2004.

4) Takao Kanzaki, et al：Evaluation of the entrance skin dose in overlapping irradiation fields using an area dosimeter during radiofrequency catheter ablation. KMJ, 66（3），195-200，2016.

5) 諸澄邦彦ほか：RI 投与量全国調査委員会報告書．日放技師会誌，59（3），325-334，2012.

6) 高橋康幸ほか：放射性医薬品の適正使用における投与量について．日放技師会誌，60（3），359-367，2013.

7) Hiroshi Watanabe, et al：Report of a nationwide survey on actual administered radioactivities of radiopharmaceuticals for diagnostic reference levels in Japan. Ann Nucl Med, 30（6），435-444, 2016.

8) 小児核医学検査適正施行のコンセンサスガイドライン http://www.jsnm.org/archives/752/（アクセス日：2019 年 4 月 3 日）

9) 日本診療放射線技師会医療被ばく安全管理委員会：医療被ばく相談 Q&A．医療科学社，2019.

10) 諸澄邦彦：医療法施行規則の改正について．日放技師会誌，66（7），37-42，2019.

第3章

立入検査

1 構造設備

　医療機関への立入検査は，法第 25 条第 1 項の規定に基づき実施される。立入検査は医療機関が法および関連法令により規定された人員および構造設備を有し，かつ適正な管理を行っているか否かについて検査することにより，医療機関を科学的で，かつ適正な医療を行う場にふさわしいものとすることを目的としている。各年の留意事項は厚生労働省医政局通知として示される。

　最近の留意事項では，①診療用放射線の安全管理対策の徹底として，規則に定める診療エックス線装置，診療用高エネルギー放射線発生装置（直線加速器など），診療用放射線照射装置（ガンマナイフなど），診療用放射線照射器具等について，近年の直線加速器等による過剰照射事例の発生に鑑み，関係法令の遵守，自主点検の実施，照射量設定のダブルチェックの励行など，診療用放射線の安全管理体制やこれらの機器に関しては安全使用のための研修や保守点検に関する計画の策定および適切な実施などの体制が徹底されているかが確認され，必要に応じて指導が行われている。

　次に，②診療用放射線の防護について，2015（平成 17）年 6 月 1 日，放射性同位元素等による放射線障害の防止に関する法律の一部を改正する法律(平成 16 年法律第 69 号)の施行に伴い，施行規則を改正し，診療用放射線の防護に係る事項について放射性同位元素等による放射線障害の防止に関する法律（昭和 32 年法律第 167 号）との斉一を図るべく用語の定義の変更や語句の整理等を行ったことから，医療機関における運用が適切に行われているかが確認され，指導が行われている。

　また，③新たな医療技術への対応について，2006（平成 18）年 3 月 30 日に診療用放射線に関する通知の一部改正，2012（平成 24）年 12 月 27 日に陽電子断層撮影診療用放射性同位元素の使用の場所等の制限に関する通知の一部改正を行っており，さらに2014（平成 26）年 3 月 31 日，診療用高エネルギー放射線発生装置使用室について，放射線障害防止法との整合性を図る観点から同法の許可を受けた放射化物保管設備または放射化物のみを保管廃棄する保管廃棄設備の設置を認めること，エックス線診療室の漏えい線量の算定評価法に関する通知の一部改正を行ったことから医療機関における運用が適切に行われていることが確認され指導がなされている。

　本章では，これらの留意事項に係る安全管理のための体制の確保などのための構造設備について解説する。なお，本章では，「病院又は診療所における診療用放射線の取扱いについて」医政発 0315 第 4 号，平成 31 年 3 月 15 日，厚生労働省医政局長通知を「医政発 0315 第 4 号通知」とする。

1. 一般撮影

1-1. 一般撮影装置

エックス線診療室などの構造設備は規則第30条の4に定められている。

構造基準では，エックス線診療室の天井，床および周囲の画壁の外側における実効線量が1 mSv/週以下でなければならない（ただし，その外側が，人が通行し，または停在することのない場所である画壁等については，この限りでない）。

また，エックス線診療室の室内には，エックス線装置を操作する場所を設けないこととされている。ただし，以下の場合のうち，必要な防護物を設けた際にはその限りでない。

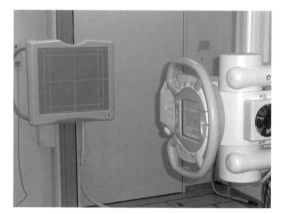

エックス線撮影装置

①乳房撮影または近接透視撮影など患者の近傍で撮影を行う場合
②1週間につき1000 mA秒以下で操作する口内法撮影用エックス線装置による撮影を行う場合
③使用時において機器から1 m離れた場所における線量が，6 μSv/h以下となるような構造である骨塩定量分析エックス線装置を使用する場合
④使用時において機器表面における線量が，6 μSv/h以下となるような構造である輸血用血液照射エックス線装置を使用する場合
⑤組織内照射治療を行う場合

なお，必要な防護物を設けるとは，実効線量が1.3 mSv/3月以下となるような画壁等を設けるなどの措置を講ずることであり，その場合であっても，必要に応じて防護衣などの着用により，放射線診療従事者等の被ばく線量の低減に努めることが必要である。

また，エックス線装置使用時においては，エックス線診療室である旨を示す標識を付する必要がある。

エックス線撮影装置の障害防止措置について，表3-1に示す。

表 3-1 エックス線装置の防護措置

項 目	摘 要	概 要	備 考	根拠法令
放射線装置に所定の障害防止の方法が講じられているか。	エックス線装置,診療用高エネルギー放射線発生装置,診療用粒子線照射装置,診療用放射線照射装置および放射性同位元素装備診療機器について所定の障害防止の方法が講じられていること。	エックス線管の容器および照射筒は,利用線錐以外のエックス線量が次に掲げる自由空気中の空気カーマ率になるように遮へいすること。	エックス線管焦点から1 mの距離で1.0 mGy/h以下コンデンサ式エックス線高電圧装置にあっては,充電状態であって,照射時以外のとき,接触可能表面から5 cmの距離において,20 μGy/h以下	規則第30条第1項
		エックス線装置には次に掲げる利用線錐の総濾過となるような附加濾過板を付すること。	定格管電圧が70 kV以下の口内法撮影用エックス線装置にあっては,Al当量1.5 mm以上定格管電圧が50 kV以下の乳房撮影用エックス線装置にあっては,Al当量0.5 mm以上またはMo当量0.03 mm以上上記以外のエックス線装置にあっては,Al当量2.5 mm以上	規則第30条第1項第2号
		エックス線絞り・照射野	利用するエックス線管焦点受像器間距離において,受像面を超えないようにエックス線照射野を絞る装置を備えること。ただし,次に掲げるときは受像面を超えるエックス線照射野を許容する。 ①受像面が円形でエックス線照射野が矩形の場合において,エックス線照射野が受像面に外接する大きさを超えないとき。 ②照射方向に対し垂直な受像面上で直交する2本の直線を想定した場合において,それぞれの直線における交点間距離の和がそれぞれ焦点受像器間距離の3%を超えず,かつ,これらの交点間距離の総和が焦点受像器間距離の4%を超えないとき。	規則第30条第3項第1号

第3章 ● 立入検査

項　目	摘　要	概　要	備　考	根拠法令
		エックス線管焦点皮膚間距離（拡大撮影は除く）	①定格管電圧が70 kV以下の口内法撮影用エックス線装置にあっては，15 cm以上 ②定格管電圧が70 kVを超える口内法撮影用エックス線装置にあっては，20 cm以上 ③歯科用パノラマ断層撮影装置にあっては，15 cm以上 ④移動型および携帯型エックス線装置にあっては，20 cm以上 ⑤CTエックス線装置にあっては，15 cm以上 ⑥乳房撮影用エックス線装置（拡大撮影を行う場合に限る。）にあっては，20 cm以上 ⑦①～⑥までに掲げるエックス線装置以外のエックス線装置にあっては，45 cm以上	規則第30条第3項第2号
エックス線診療室に所定の障害防止の方法など適正な施設・設備が設けられ管理されているか。	エックス線診療室に所定の障害防止の方法等適正な施設・設備が設けられ管理されていること。	エックス線診療室の構造設備	エックス線診療室の室内には，エックス線装置を操作する場所を設けないこと。ただし，所定の遮へい物を設けたとき，または近接透視撮影を行うとき，もしくは乳房撮影を行うなどの場合であって必要な防護物を設けたときは，この限りでない。	規則第30条第4項第2号

114

── ●検討課題● ─────────────

X線装置の更新時の手続きのあり方

　　X線装置を更新する際に開設許可事項の変更手続きが必要かどうかや使用前検査が必要かどうかが従来から課題となっている。

　　これが事例化したのが，規制改革会議における「CT搭載車，MRI搭載車等のエックス線装置搭載車の取り扱いの簡素化」に関する議論である。この議論は，地域活性化WGでの第1回国と地方TFで議事概要が残されている。この議論の結果，発出されたのが，各都道府県知事あて厚生労働省医政局長通知，医政発第0710005号「医療法第27条の規定に基づくCT搭載車等移動式医療装置の使用前検査及び使用許可の取扱いについて」（平成20年7月10日）である。この通知では，「診療用放射線に関する構造設備の内容を変更する場合」には「該当しない場合」を示しているが，それは限定的な場合であるとして，一般的には「X線装置の更新」等が「構造設備の変更にあたる」とした厚生省医務局長あて長野県知事照会，三二医第八三〇号「病院診療所のエックス線装置変更に関する開設許可事項変更及び構造設備使用検査について」（昭和三二年六月二八日）の考え方を踏襲したものとなっている。

　　ここでの課題は，医療機関の開設許可事項の範囲と装置更新時の使用前検査の扱いである。この扱いは自治体によって異なっているが，今後，どのように整理していくのがよいだろうか？　また，装置の更新時に行政機関が放射線安全評価書も確認するようにした方がよいだろうか？

── Q&A ─────────────────────────────

Q1　エックス線診療室には観察窓を設ける必要がありますか。

A1　法令上，エックス線診療室に窓を設けなくてはならないという規定はありません。日本画像医療システム工業会により，室内の患者を操作室から観察するための観察窓の自主的な基準が設けられています。

Q2　一般撮影室の臥位用ブッキー台を更新したいのですが，手続きは必要でしょうか。

A2　ブッキー台をそのままの位置で入れ替える場合には手続きは必要ありませんが，位置が変わる場合には遮へい計算および漏えい線量の測定を行う必要があります。

Q3　指を詰める事故が発生したことから，エックス線診療室の扉を開き戸から引き戸に変更する改修を行うことにしました。どのような届出が必要でしょうか。

A3　扉の鉛当量が変わらなければ，軽微な変更として届出を受理する自治体もあります。

一方，防護扉は扉の枠と扉の鉛板の重なりなどによりエックス線の遮へい性能を担保していることもあり，エックス線診療室の構造変更に該当するとし，法第 7 条第 2 項による変更許可を求める自治体があります（健政発第 707 号，医療法第 27 条の規定に基づく病院等の使用前検査及び使用許可の取扱いについて，平成 12 年 6 月 8 日，厚生省健康政策局長通知）。

改修工事の前に，管轄の自治体に確認をすることが必要です。

Q4 2 階以上にエックス線撮影室を設置する場合，エックス線診療室の窓が常に人が通行する道路面に接している場合，どのような防護が必要でしょうか。

A4 線量限度（敷地の境界などにおける線量限度：250 μSv/3 月）を超えないよう，防護の最適化を行う必要があります（規則第 30 条の 17）。

Q5 歯科診療所において撮影室にパノラマ用と歯科用エックス線撮影装置が 2 台あります。切替え装置がなく，歯科用エックス線撮影装置を使う時は，パノラマエックス線撮影装置の電源を切り，パノラマエックス線撮影装置を使うときは，歯科用エックス線撮影装置の電源を切るよう手動で切り替えていますが，認められるのでしょうか。

A5 認められません。同時照射を防止するための装置を設ける必要があります（規則第 30 条の 14 条）（注：現場の意向も踏まえた日本独自の管理方法です）。

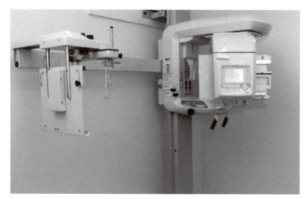

パノラマエックス線撮影装置

Q6 患者出入口と操作出入口の 2 か所の出入口があるエックス線撮影室なのですが，操作室側にも使用を示す表示は必要でしょうか。

A6 操作室側は基本的に放射線診療従事者など診療にかかわる者が出入りするので，装置が使用状態であるかどうかの判断が可能であれば，必ずしも使用中の表示をする必要はありませんが，IAEA GSG（General Safety Guid）-7（Occupational Radiation Protection）では労働者防護の観点から，照射中の警告表示の望ましいとされており，自治体によっては操作室側の出入口にも使用中の表示が求められます。

Q7 一時的な管理区域の設定は届け出る必要がありますか。また，どのような管理が必要でしょうか。

A7 一時的な管理区域の設定を保健所へ届け出る必要はありません。管理については，一般的管理区域と同様，みだりに人が立ち入らないよう標識などをつけます。また，空間線量測定や表面汚染等の基準が管理区域として適正であることを確認するための測定が必要です。移動型透視用エックス線装置（外科用イメージ）導入の際に，実際に想定される使用条件において空間線量分布図などを作成しておくと計算での推定が可能となります。また，立入者の個人被ばく線量測定結果についても記帳と保存が必要です。

Q8 エックス線診療室をもたない診療所で，在宅エックス線撮影を行うために携帯型エックス線撮影装置を備えることは可能でしょうか。

A8 診療所内で放射線診療を行わないのであれば，備えることは可能です。ただし，携帯型エックス線撮影装置は適切に保管する必要があります。

Q9 介護医療院で携帯型エックス線装置を備えることは可能でしょうか。

A9 介護医療院は，医療機能・介護機能・生活施設を備えた介護保険施設であり，医療の提供を行うことから，療養室，診察室，処置室などの設置が義務づけられています。

　　また，介護医療院は医療機能も有することから，医療法に準じ，エックス線装置を設置することも可能です（老老発 0322 第 1 号，介護医療院の人員，施設及び設備並びに運営に関する基準について，平成 30 年 3 月 22 日，厚生労働省老健局老人福祉課長通知）。

Q10 エックス線撮影時に考慮しなければならない院内感染対策にはどのようなことがありますか。

A10 (1) 各撮影室に速乾性擦式手指消毒剤を備え，患者に接する前後に手指消毒を行います。

　　(2) 感染症患者の検査をする際は，必要に応じて手袋，エプロン，マスクなどの標準予防策を行います。

　　(3) 空気感染をする感染症の場合には，N95 マスクを着用します。

　　(4) 感染症患者の検査などは，支障のないかぎりその日の最後に行います。

　　(5) 血液や吐物などの体液が曝露するおそれのあるときは，機器などをビニールや防水シーツで覆います。

　　(6) 感染症患者の検査終了後は，消毒用エタノールなどで清拭します。

　　(7) 汚染したタオルなどは，ビニール袋に入れて一般リネンと区別します。

1-2. 乳房撮影用エックス線装置

　エックス線装置の障害防止の措置に関しては，規則第30条にて定められている。乳房撮影用エックス線装置は，エックス線撮影装置に属し，障害防止措置に関してもエックス線撮影装置とおおむね同様であるが，異なる点について表3-2に示す。

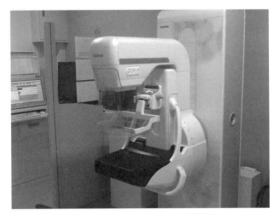

乳房撮影用エックス線装置

表3-2　乳房撮影用エックス線装置の防護措置

項目	摘要	概要	備考	根拠法令
放射線装置に所定の障害防止の方法が講じられているか。	エックス線装置，診療用高エネルギー放射線発生装置，診療用粒子線照射装置，診療用放射線照射装置および放射性同位元素装備診療機器について所定の障害防止の方法が講じられていること。	エックス線装置には次に掲げる利用線錐の総濾過となるような附加濾過板を付すること。	定格管電圧が50kV以下の乳房撮影用エックス線装置にあっては，Al当量0.5mm以上またはMo当量0.03mm以上 定格管電圧が51kV以上の乳房撮影用エックス線装置にあっては，Al当量2.5mm以上	規則第30条第1項第2号

項目	摘　要	概　要	備　考	根拠法令
		エックス線絞り・照射野	乳房撮影用エックス線装置は, エックス線照射野について患者の胸壁に近い患者支持器の縁を超える広がりが5 mm を超えず, かつ, 受像面の縁を超えるエックス線照射野の広がりが焦点受像器間距離の2%を超えないようにするものとする。 利用するエックス線管焦点受像器間距離において, 受像面を超えないようにエックス線照射野を絞る装置を備えること。 ただし, 次に掲げるときは受像面を超えるエックス線照射野を許容する。 ①受像面が円形でエックス線照射野が矩形の場合において, エックス線照射野が受像面に外接する大きさを超えないとき。 ②照射方向に対し垂直な受像面上で直交する2本の直線を想定した場合において, それぞれの直線における交点間距離の和がそれぞれ焦点受像器間距離の3%を超えず, かつ, これらの交点間距離の総和が焦点受像器間距離の4%を超えないとき。	規則第30条第3項第1号
		エックス線管焦点皮膚間距離（拡大撮影は除く）	乳房撮影用エックス線装置（拡大撮影を行う場合）にあっては, 20 cm 以上 通常の乳房撮影においては, 45 cm 以上	規則第30条第3項第2号

項目	摘　要	概　要	備　考	根拠法令
エックス線診療室に所定の障害防止の方法等適正な施設・設備が設けられ管理されているか。	エックス線診療室に所定の障害防止の方法など適正な施設・設備が設けられ管理されていること。	エックス線診療室の構造設備	エックス線診療室の室内には，エックス線装置を操作する場所を設けないこと。ただし，所定の遮へい物を設けたとき，または近接透視撮影を行うとき，もしくは乳房撮影を行うなどの場合であって必要な防護物を設けたときは，この限りでない。	規則第30条第4項第2号

--Q&A--

Q1 乳房撮影用エックス線装置の操作を乳房エックス線撮影室内ですることは可能でしょうか。

A1 適切な防護措置を講じた（必要な防護物を設け，防護衣を着用するなど）うえで，乳房エックス線撮影室内での操作が可能です（規則第30条の4）。

Q2 乳房エックス線撮影室内での超音波診断装置の使用は可能でしょうか。

A2 放射線診療に必要な超音波診断装置を設置し，使用することは可能ですが，同時に2人以上の患者の診療を行うことがないよう留意する必要があります（医政発0315第4号通知）。

1-3. CT エックス線装置

エックス線装置の障害防止の措置に関しては，規則第30条にて定められている。CTエックス線装置はエックス線撮影装置に属し，障害防止措置に関してもエックス線撮影装置とおおむね同様であるが，異なる点について表3-3に示す。

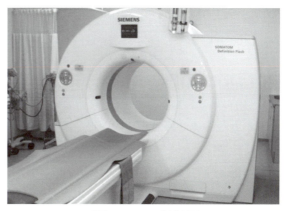

CT エックス線装置

表 3-3 CT エックス線装置の防護措置

項　目	摘　要	概　要	備　考	根拠法令
放射線装置に所定の障害防止の方法が講じられているか。	エックス線装置，診療用高エネルギー放射線発生装置，診療用粒子線照射装置，診療用放射線照射装置および放射性同位元素装備診療機器について所定の障害防止の方法が講じられていること。	エックス線管焦点皮膚間距離（拡大撮影は除く）	CTエックス線装置においては，15 cm以上	規則第30条第3項第2号

---- Q&A ----------------------------------

Q1 dual source CT 装置は特別な届出が必要でしょうか。

A1 dual source CT 装置（2つのエックス線管が搭載されたCT）は共通した1つのエックス線制御装置を使用し，かつ，1人の患者の診療にしか用いることができない構造であるため，1台のCTエックス線装置と同様の届出手続きで構いません（医政発0417009号，平成19年4月17日，厚生労働省医政局長通知）。

Q2 診療放射線技師による注腸検査のゾンデ挿入は可能ですが，CTコロノグラフィのゾンデ挿入は可能でしょうか。

A2 診療放射線技師による注腸検査のゾンデ（体腔，臓器などの中に挿入して診断や治療に用いる細い管）挿入は可能ですが，CTコロノグラフィのゾンデ挿入については業

第3章 ● 立入検査

務拡大の追加行為となっていないため不可となります（医政発 0217 第 11 号，平成 27 年 2 月 17 日，厚生労働省医政局長通知）。

Q3 歯科用 CT 検査の被ばくはどれくらいでしょうか。

A3 歯科用 CT エックス線装置は，通常の医科用 CT エックス線装置に比べ，撮影領域を小さくすることで高画質と低線量被ばくでの検査が可能ですが，撮影条件により被ばく線量は大きく異なります。直径の大きな FOV（field of view）を選択した場合は，低線量条件での医科用 CT エックス線装置より被ばく線量が大きくなる場合があるので注意が必要です。撮影目的に応じてできるだけ小さな FOV を選択し，被ばくの最適化に努める必要があります。

Q4 CT 撮影室内にエックス線撮影装置を設置することは可能でしょうか。

A4 放射線障害の防止に関する構造設備の基準を満たし，複数のエックス線装置から患者に対して同時にエックス線照射をすることを防止するための装置を設置することで，使用可能です（医政発 0315 第 4 号通知）。

Q5 CT エックス線装置のディテクタを 16 列から 64 列に変更する場合，届出が必要でしょうか。

A5 ディテクタの変更に伴い，装置の対向板の厚さおよび照射野の面積に変更がない場合は必要ありませんが，変更がある場合には予防措置の概要（施設の遮へい能力）に変更が生じますので，法第 7 条第 2 項に基づく変更許可申請書（遮へい計算書），使用許可申請及び変更届（漏えい線量測定）の提出が必要になります。

Q6 CT エックス線装置の入れ替えに伴い，CT 室の改装をすることになりました。その期間 CT エックス線装置が使用できないため，CT 搭載車を利用する予定です。その際，法に基づく手続きはどのようなものになりますか。

A6 CT 室の改装にあたっては，法第 7 条第 2 項に基づく開設事項の変更許可申請を行い，許可がおりてからの工事開始となります。それと同時に，CT 搭載車をリースするのであれば，CT 室の改装の工事が始まる前に変更許可，使用許可を受ける必要があります（CT 搭載車はエックス線診療室となるため構造設備の変更となります）。これらの日程調整を管轄保健所に相談し，できるかぎり短期間で書類審査が終わるようにしてください。

CT 搭載車がリースであっても，その期間はエックス線装置が増設されたことになるため変更届を提出し，リース終了後にはエックス線装置減少の変更届を提出する必要があります。また，新しい CT エックス線装置の変更許可，使用許可を受け，変更届を提出しなければなりません。

なお，CT 搭載車移動式医療装置は，事務的手続きの簡略化のため，診療用放射線に

関する構造設備の内容を変更する場合に該当しない軽微な変更などとなる場合があります（医政発第 0710005 号，医療法第 27 条の規定に基づく CT 搭載車等移動式医療装置の使用前検査及び使用許可の取扱いについて，平成 20 年 7 月 10 日，各都道府県知事あて厚生労働省医政局長通知）。

Q7 3D 画像処理を行った場合，処理を行うもととなった画像は保存しなければならないのでしょうか。

A7 3D 画像処理（CT 撮影などで収集したボリュームデータを用いて専用ワークステーションで行う三次元再構成処理。代表的なものとしては，ボリュームレンダリング法，多断面再構成法，最大値投影法などがある）を行うもととなった画像を，3D を作成することのみに用い，診断に用いないならば保存する必要はありません。もちろん，診断用に作成した 3D 画像は保存する必要があります（医療情報システムの安全管理に関するガイドライン　第 5 版，平成 29 年 5 月，厚生労働省）。

---

2. 放射線治療装置

2-1. 診療用高エネルギー放射線発生装置（リニアック，サイバーナイフ）（規則第 30 条の 5）

　診療用高エネルギー放射線発生装置使用室の基準として，表 3-4 に示す 4 項目が定められている。

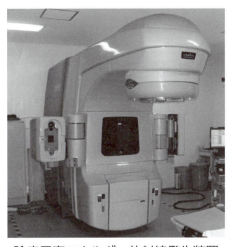

診療用高エネルギー放射線発生装置

第3章 ● 立入検査

表 3-4　診療用高エネルギー放射線発生装置使用室の構造設備の基準

	項目	基準
1	実効線量	画壁などの外側における実効線量を 1 mSv/ 週以下とする。ただし，人が通行するまたは停在することがない場所は除く。
2	出入口	人が常時出入する出入口は 1 箇所とし，放射線発生中であることを表示する自動表示装置を設ける。
3	標識	診療用高エネルギー放射線発生装置使用室である旨を示す標識を付す。 放射線発生中であることを表示する自動表示装置の例　　診療用高エネルギー放射線発生装置使用室である旨を示す標識の例
4	インターロック	インターロックを設ける。

2-2. 診療用粒子線照射装置 (規則第 30 条の 5 の 2)

　診療用粒子線照射装置使用室の構造設備の基準は，診療用高エネルギー放射線発生装置使用室の基準に準じる。この場合，規則第 30 条の 5 で「発生中」とある部分は，「照射中」と読み替える。出入口には，診療用粒子線照射装置使用室である旨の示す標識を付す。

2-3. 診療用放射線照射装置(ガンマナイフ, RALS) (第 30 条の 6)

　診療用放射線照射装置使用室の構造設備の基準として，表 3-5 に示す 4 項目が定められている。

124

表 3-5　診療用放射線照射装置使用室の構造設備の基準

	項目	基準
1	主要構造部など	主要構造部や場所を区画する壁および柱（主要構造部等）を耐火構造または不燃材料を用いた構造とする。
2	実効線量	画壁等の外側における実効線量を 1 mSv/ 週以下とする。 ただし，人が通行するまたは停在することがない場所は除く。
3	出入口	人が常時出入する出入口は 1 箇所とし，放射線照射中であることを表示する自動表示装置を設ける。
4	標識	診療用放射線照射装置使用室である旨の示す標識を付す。 放射性同位元素　使用室 診療用放射線照射装置使用室である旨を示す標識の例

2-4. 診療用放射線照射器具（規則第 30 条の 7）

　診療用放射線照射器具使用室の構造設備の基準として，表 3-6 に示す 3 項目が定められている。

表 3-6　診療用放射線照射器具使用室の構造設備の基準

	項目	基準
1	実効線量	画壁などの外側における実効線量を 1 mSv/ 週以下とする。 ただし，人が通行するまたは停在することがない場所は除く。
2	出入口	人が常時出入する出入口は 1 箇所とし，放射線照射中であることを表示する自動表示装置を設ける。
3	標識	診療用放射線照射器具使用室である旨の示す標識を付す。

第3章 ● 立入検査

--Q&A--

Q1 診療用高エネルギー発生装置使用室や診療用放射線照射装置使用室に緊急停止ボタンは必要ですか。

A1 緊急停止ボタンの設置は法令では規定されていませんが，一般的に安全対策として設置すべきです。緊急停止ボタンは，装置の操作室内の制御盤および使用室の出入口付近の2箇所に設置し，出入口付近の緊急停止ボタンは，医療従事者が誤って室内に閉じ込められた場合に脱出する目的で設置しています。

Q2 従来から^{60}Coや^{192}Irによる放射線治療を行っていますが，RI規制法によるセキュリティ強化対象の放射性同位元素になるのでしょうか。

A2 危険性の高い放射性同位元素（特定放射性同位元素，以下特定RIという）の防護措置として，発散された場合において人の健康に重大な影響を及ぼすおそれがあるものであって，その種類または密封の有無に応じて原子力規制委員会が定める数量（D値）が示されました。密封された放射性同位元素のセキュリティに関する分類（表1-8），および密封されていない放射性同位元素のD値24種類（表1-9）が示されています。

放射線治療に利用される医療機器として^{60}Coを使用したガンマナイフ，^{192}Irや^{60}Coを利用したアフターローディング装置（RALS）や^{137}Csを利用した血液照射装置などは特定RIに該当する場合があります（表1-10）。

なお，現在わが国で使用されている高／中線量率小線源治療用線源の^{192}Irおよび^{60}Coは，それぞれ370 GBqおよび74 GBqであるので，D値（表1-9）との放射能比を求めると，

^{192}Ir：370 GBq/80 GBq = 4.625

^{60}Co：74 GBq/30 GBq = 2.47

であり，表1-10に示されるように区分3として取り扱われ，セキュリティ強化の対象となります。

Q3 放射線発生装置の変更のため施設の放射化物の濃度を確認したいのですが，どのような手順が必要でしょうか。

A3 放射性汚染物の確認制度の流れは以下のとおりです。

①濃度確認申請書（様式第39）に，RI規制法第33条の3第1項の認可を受けた放射能濃度の測定及び評価の方法に従い測定及び評価が行われたことを示した書類を添えて登録濃度確認機関に提出する（RI規制法規則第29条の3）。

②登録濃度確認機関は，濃度確認対象物等に含まれる放射性同位元素の濃度の測定及び評価の確認を行う（RI規制法規則第29条の4）。

③登録濃度確認機関により，法第33条の23第1項に規定する確認がなされ，濃度確認証が交付される（RI規制法規則第29条の5）。
④放射能濃度の測定及び評価の方法の認可は，所定の申請書（様式第40）と添付書類を原子力規制委員会に提出しなければならない（RI規制法規則第29条の6）。

Q4 放射化物の取り扱いについてはどのような対処が必要でしょうか。

A4 放射化物（放射線発生装置から発生した放射線により生じた放射線を放出する同位元素によって汚染された物）については，廃棄その他の取り扱いについて，放射性同位元素によって汚染された物と同様の規制（下図）を行わなければなりません（RI規制法第1条，RI規制法規則第1条第1号）。

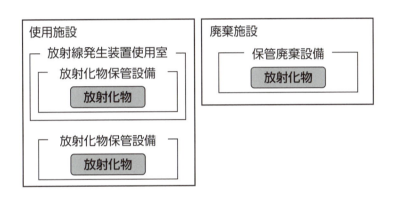

使用施設の基準（RI規制法規則第14条の7第1項第7号の2，第9号）は以下のとおりとする。

①放射化物であって放射線発生装置を構成する機器又は遮へい体として用いるものを保管する場合には，放射化物保管設備を設ける。ただし，放射線発生装置から取り外された後，速やかに払い出される場合には設けなくてもよい。

[放射化物保管設備]
・外部と区画された構造とする。
・扉・ふたなど外部に通ずる部分には，かぎその他の閉鎖のための設備または器具を設ける。
・耐火性の構造でかつ放射性同位元素等を入れる容器（RI規制法規則第14条の9第4号（RI規制法規則第14条の10において準用する場合を含む）の基準に適合する）を備える。ただし，放射化物が大型機械等であってこれを容器に入れることが著しく困難な場合において，汚染の広がりを防止するための特別の措置を講ずるときはこの限りでない。

②放射化物保管設備，同設備に備える上記の容器及び管理区域の境界に設けるさくその他

第 3 章 ● 立入検査

の人がみだりに立ち入らないようにするための施設には標識を付す。

　廃棄施設の基準（RI 規制法規則第 14 条の 11 ならびに告示 第 7 条，第 14 条および第 14 条の 2）について，廃棄設備は以下のとおりとする。

①放射線発生装置を使用する場合（当該放射線発生装置の使用をする室において空気中の当該放射線発生装置から発生した放射線により生じた放射線を放出する同位元素の濃度が文部科学省告示第 5 号（以下を告示第 5 号という）を超えるおそれがある場合に限る）には，排気設備を設ける。

②当該排気設備は，

　(1) 排気口における排気中の放射性同位元素の濃度を原子力規制委員会が定める濃度限度以下とする能力を有する。

　(2) 排気監視設備を設けて排気中の放射性同位元素の濃度を監視することにより，工場もしくは事業所または廃棄事業所の境界の外の空気中の放射性同位元素の濃度を原子力規制委員会が定める濃度限度以下とする能力を有する。

　(3) (1) または (2) の能力を有する排気設備を設けることが著しく困難な場合にあっては，排気設備が事業所などの境界の外における線量を原子力規制委員会が定める線量限度以下とする能力を有することについて，原子力規制委員会の承認を受けている。また，排気設備は，排気口以外から気体が漏れにくい構造とし，かつ，腐食しにくい材料を用いる。さらに，排気設備には，その故障が生じた場合において放射性同位元素によって汚染された空気の広がりを急速に防止することができる装置を設ける。なお，放射線発生装置の運転を停止している期間内において当該放射線発生装置を使用する室内における当該放射線発生装置から発生した放射線により生じた放射線を放出する同位元素の空気中の濃度を告示第 5 号以下とする能力を有する。

③放射化物に係る排水，保管廃棄，焼却，固型化などに係る廃棄施設の基準は，放射性同位元素によって汚染された物と同じものとする。なお，放射線発生装置の冷却水を循環して利用する場合で，浄化し，または排水することがない場合には，排水設備は設けなくてもよい。また，放射線発生装置から取り外された後，速やかに許可廃棄業者などに引き渡す場合には，保管廃棄設備は設けなくてもよい。

3. 核医学

　診療用放射性同位元素や陽電子断層撮影診療用放射性同位元素を備える場合は，規則第28条によりあらかじめ都道府県知事に届出を行い，その構造設備の基準を遵守しなければならない。

　診療用放射性同位元素使用室の主要構造部等は，耐火構造または不燃材料を用いた構造とすることを規則第30条の8で定めている。主要構造部とは，壁（耐力壁），柱，床，はり，屋根，階段であり，これに天井，間仕切り壁等を含めて主要構造部等という。これらは主として防火上の観点から定められており，耐火構造，不燃材料については，建築基準法第2条，同法施行令第107条，第108条の2の規定を参照。

　なお放射線施設の設計においては，法令に規定された線量限度（人が常時立ち入る場所および事業所等の境界に関するもの）ならびに管理区域に係る線量等が設計を行う場合の基本条件となる。

　放射線による外部被ばくを防ぐために，対象となる放射線を効率よく遮へいするためには施設内で使用する放射線源と使用状況を考慮する。施設内の人が常時立ち入る場所，管理区域の境界などの線量を低減することにより，人の被ばく線量を減らすことができる。69頁の図2-2に法令で規定された場所の線量限度等を示している。

　非密封放射性同位元素の取扱いにおいては，作業中に周囲に飛散するおそれがあるため，外部被ばくに加えて，作業室内の空気中濃度，排気口における排気中濃度限度が設計の基本条件になる。

　以下に，主な構造設備を示す。

●検討課題●

核医学施設の動線管理

　医療機関内の動線を放射線安全面から考えると，従事者と患者を分けたり，動線を一方向にすることが考えられる。しかし，現行の法令では，核医学施設の出入り口を一つとし，出入口が複数ある場合は常時出入する1か所を除き施錠することが求められている。

　医療機関のデザインを考えた際に，現行法令との齟齬を感じたことはないだろうか？　このような齟齬は法令改正により解消すべきだろうか？

汚染検査室

　管理区域の出入口に設け，管理区域外への汚染拡大防止のため汚染検査を行う。汚染検査設備として，ハンドフットクロスモニタやサーベイメータなどを備え，汚染除去のため洗浄設備や更衣室を設置する。

準備室（調剤室）

　放射性医薬品の調剤などを行う。気体の拡散を防止するためフードを設置し，その中で作業を行い，液体の残液処理のため流し台を設ける。また，汚染した場合にはその拡大を防止する処置などを行う。なお，それぞれは廃棄施設に連結させる。なお，廃棄物集荷用ドラム缶の詰め替え作業も行う。

診療室（処置室）

　検査の説明や臨床評価を行うとともに被検者へ放射性医薬品を投与する。

- 陽電子診療室

　陽電子断層撮影診療用放射性同位元素を用いて診療を行う室

- 陽電子待機室（回復室）

　陽電子断層撮影診療用放射性同位元素を投与された被検者の待機室または検査終了後に公衆への被ばく低減のため回復室などを備える。ただし，検査の数がきわめて少ない場合は設置しなくてもよい。

体外測定室

　トレーサーの分布をガンマカメラなどにより測定する。

- 使用の場所などの制限

　診療用放射性同位元素の使用については，診療用放射性同位元素使用室で行わなければならないが，手術室において一時的に使用する場合や移動させることが困難な患者に対して放射線治療病室において使用する場合，適切な防護措置および汚染防止措置を講じたうえで集中強化治療室もしくは心疾患強化治療室において一時的に使用する場合，特別の理由により陽電子断層撮影診療用放射性同位元素使用室で使用する場合（適切な防護措置を講じた場合に限る）は使用の場所等の制限が適用外である。

試料検査室

　血液や尿に含まれる放射性医薬品を計測する。

貯蔵施設

　貯蔵室または貯蔵箱を整備し，配送された診療用放射性同位元素などの受入れや使用前後の管理，また廃棄物集荷用ドラム缶の詰め替え作業を行う。

日本アイソトープ協会による貯蔵箱の販売は終了しており，今後は RI 規制法第 14 条の 9 に規定された要件を満たす耐火性および施錠の構造を有した金庫などに放射能標識を付したものを設ける。なお，その標識の要件は，大きさが半径 2.5 cm 以上で，貯蔵箱の文字の下部に「許可なくして触れることを禁ず」を記入し，箱の表面に付す（RI 規制法規則別表第 1）。

廃棄施設

　配送物の整備や解体，医療用放射性汚染物の処理・廃棄作業を行う。

保管廃棄施設

　放射性同位元素によって汚染された可燃物，難燃物，不燃物やモリブデンなどの処分できない固体状の医療用放射性汚染物について廃棄業者または廃棄委託業者に引き渡すまで保管廃棄室で管理する。なお，診療用放射性同位元素または放射性同位元素によって汚染された物は廃棄物貯蔵室で保管するか廃棄の委託を受ける者（日本アイソトープ協会）より廃棄物集荷用ドラム缶を借用しそれに詰め替え集荷してもらう。

　厚生労働大臣の定める種類および数量など告示により ^{18}F で 5 TBq 以下（文部科学省告示第 74 号，平成 17 年 6 月 1 日，放射線を放出する同位元素の数量などを定める件，第 16 条の 2）を廃棄施設内で保管管理する場合は保管廃棄設備に関する技術的基準は課せられない。

排水設備

　排水中の放射性同位元素の濃度を管理は 6 面点検可能な床上タンク式による排水浄化槽に貯留し，排水監視設備により行い，濃度限度以下として放流する。

排気設備

　排気監視設備により室内の空気圧を大気圧より低く調整し，濃度限度を超えた空気が管理区域外に流出するのを防ぐ。プレフィルタ（繊維集合体のエアフィルタ）やヘパフィルタ（優れた除塵効率を有し，建屋外への放射性物質排出を防ぐ排気系と施設内の清浄度を改善し内部環境を維持する循環系がある），チャコールフィルタ（添着活性炭を充填し放射性ヨウ素などのガスを高い効率で吸着除去する）が取り付けられた排気浄化装置により取り除く。なお，手術室では微生物管理用フィルタの汚染も確認する。

　また，各室は廃棄施設と連結させ，管理区域から排出される水や空気中の濃度を測定（モニタリング）しなければならない。さらに，診療用放射線照射装置，診療用放射線照射器具または診療用放射性同位元素や陽電子断層撮影診療用放射性同位元素により治療を受けている患者を入院させる放射線治療病室を設置する。

3-1. 診療用放射性同位元素

●検討課題●

放射性医薬品を配送される医療機関間の調整は？

放射性医薬品の供給の問題はニュースになることもあり，関心をもたれているだろう。さて，放射性医薬品の医療機関への搬送はどうだろうか？ 医薬品問屋への配達はバス路線のように効率化され定時に配達されている。しかし，点在する医療機関への定時の配達には限界もある。放射性医薬品に関して，受取時間を医療機関間で調整するとよいと思われるが，輸送業者も含めて調整している例はあるだろうか？

3-1-1. 診療用放射性同位元素

診療用放射性同位元素を備える場合は，規則第30条の8および9～11の構造設備を遵守する（図3-1）。

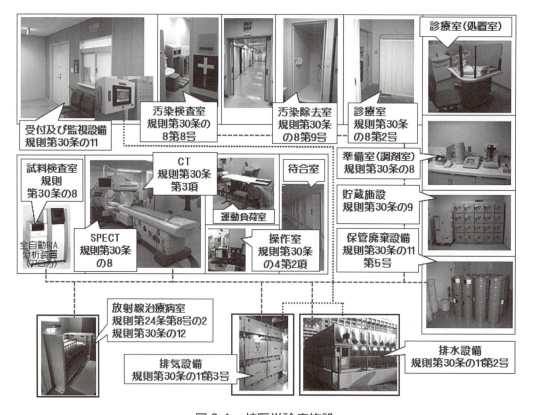

図3-1 核医学診療施設

所定の障害防止の方法など適正な施設・設備が設けられ，かつ管理されているか（規則30の8）。

　ただし，所定の数量（規則別表第2参照）以下を使用する場合は，この限りでない。

[所定の障害防止の方法など]

①主要構造部など：耐火構造または不燃材料を用いた構造とすること。

②準備室（調剤などを行う室）と診療室：準備室とこれを用いて診療を行う室とに区画されていること。

③画壁など：画壁等の外側における実効線量が所定の線量（1 mSv/週以下，その外側が人が通行しまたは停在することのない場所を除く）以下になるように遮へいされていること。

④出入口：常時出入する出入口は1箇所となっていること。

⑤標識：使用室である旨を示す標識が付されていること。

⑥内部の壁，床：汚染されるおそれのある部分は，突起物，くぼみおよび仕上材の目地などのすきまの少ない構造となっていること。

⑦内部の壁，床の表面：汚染されるおそれのある部分の表面は，平滑であり，気体または液体が浸透しにくく，かつ，腐食しにくい材料で仕上げられていること。

⑧出入口の付近：放射性同位元素による汚染の検査に必要な放射線測定器，放射性同位元素による汚染の除去に必要な器材および所定の排水設備（排水管，排液処理槽その他液体状の医療用放射性汚染物を排水し，または浄化する一連の設備）に連結した洗浄設備ならびに更衣設備が設けられていること。

⑨準備室の設備：準備室には，排水施設（排水管，排液処理槽その他液体状の医療用放射性汚染物を排水し，または浄化する一連の設備）に連結した洗浄設備が設けられていること。

⑩フード，グローブボックスなど：汚染された物の広がりを防止するフード，グローブボックスなどの装置が設けられているときは，その装置は排気設備（排風機，排気浄化装置，排気管，排気口など気体状の医療用放射性汚染物を排気し，または浄化する一連の設備）に連結されていること。なお，保安規定に基づき維持管理しなければならない。

　なお，診療用放射性同位元素に係る新たな医療技術として，核医学撮像装置にCT装置が搭載されたものが利用されている。

[単一光子放射撮影（SPECT^{**}）-CTエックス線複合装置（医政発0315第4号通知）]

　SPECT-CT複合装置は，診療用放射性同位元素を投与した患者の核医学画像との重ね合わせのために，CT撮影を行う場合又はエックス線装置のうち，CT装置であって，これに診療用放射性同位元素を用いる核医学撮像装置が付加され一体となったもの。

**SPECTは，ガンマカメラによる単一光子放射撮影ならびにデータ処理装置とを用いて断層像を構成させる技法。single photon emission computed tomography の略。

第 3 章 ● 立入検査

--Q&A---

Q1 ⁹⁹ᵐTc-MDP 骨シンチグラフィの患者において，注射から撮像までの待ち時間（3〜4時間）で，いったん管理区域より退出させる場合，その間のトイレの使用はどのようにすればよいでしょうか？　また，外来の場合は，病院外に出る可能性もありますが，その場合はどうすればよいでしょうか。

A1 診断領域では使用量が相対的に少なく排泄される放射性同位元素の濃度が低いことから，規則第30条の26（濃度限度等）で示す。別表第3または別表第4に定める規定値を超えることはありません。しかし，被検者以外のトイレを利用する人や清掃する人への配慮が望まれます。

Q2 ガンマカメラ室と操作室間の区画には必ず画壁が必要でしょうか。

A2 ガンマカメラ室や操作室の核医学診療を行う室では，ガンマカメラは放射線発生装置でないためガンマカメラ室と操作室との区画は画壁の必要がありません。しかし，放射線診療従事者の被ばく線量を考慮した鉛含アクリル製防護衝立の設置による線源（患者）からの遮へいは必要と思われます。

　なお，核医学撮像装置や陽電子放射断層撮影装置の診断精度を向上させる目的で吸収補正用線源やエックス線装置を組み合わせた装置は，放射線障害の防止に関する構造設備の基準を満たすため，画壁等で区画した当該装置を操作する場所を室外に設けなければなりません。

Q3 ICU や CCU，手術室における診療用放射性同位元素の管理体制はどのようなことを配慮すべきでしょうか。

A3 手術室におけるセンチネルリンパ節シンチグラフィについては，日本核医学会より「センチネルリンパ節の核医学的検出法ガイドライン」が示されています。

　また，手術室のみならず ICU や CCU では防護措置および汚染防止措置を講じる必要があります。

ア　使用時は，汚染検査に必要な放射線測定器を備え，使用後はスミヤ法などの適切な方法を用いて汚染の有無を確認する。また，測定結果は記録する。

イ　使用時は，汚染除去に必要な器材および薬剤を備える。また，測定により汚染が確認された場合は，汚染除去などを行う。

ウ　手術室などで診療用放射性同位元素により汚染されるおそれのある場所の壁，床面は，気体及び液体が浸透しにくく，平滑で腐食しにくい構造である。

エ　他の患者が被ばくする放射線の線量が 100 μSv/ 週以下になるような措置を講ずる。

オ　診療用放射性同位元素使用室を有する。また，使用する診療用放射性同位元素の準

134

備および使用後の汚染物の処理は，診療用放射性同位元素使用室で行う。

カ　手術室などにおいて診療用放射性同位元素を使用する場合，放射線防護に関する専門知識を有する医師，歯科医師または診療放射線技師などのなかから管理責任者を選任する。また，手術室などにおける管理体制を明確にする組織図を作成する。

Q4　核医学検査を受けた患者のオムツや体液が付着した廃棄物はどのように処理すべきでしょうか。

A4　「放射性医薬品を投与された患者さんのオムツ等の取扱いマニュアル」が日本核医学会などから示されています。放射線が検出される廃棄物は「廃棄物処理および清掃に関する法律」により感染性廃棄物としての集荷が対象外のため，バックグランド（自然放射線）レベルに減衰したことを確認して廃棄の手続きをとる必要があります。

> **●検討課題●**
>
> **管理区域外から発生した「放射性」廃棄物**
>
> 　管理区域内から発生した放射性廃棄物はルールに則って管理されており，その管理は多くの方の貢献で成り立っている。この管理に関して，日本では現在，出口がなく処分場も確保できていないために一時的な保管が続いている。この状況を打開するために「第8回医療放射線の適正管理に関する検討会（平成31年3月6日）」で医療用放射性汚染物の取り扱いが議論された（議題3）。この議論は現場からの意見に対応したものだと考えられる。
>
> 　一方，管理区域外から発生した「放射性」廃棄物は，安全が確保されているとして管理区域から退出患者に由来したものである。通知では，このような廃棄物でも安全確保を求めており，学会ではガイドラインを作成している。このガイドラインでは，減衰してリスクがさらに少なくなった状態として，「明らかにバックグランドレベルを超える放射線が検出されないことを確認」することを求めている。ここでバックグランドレベルは場所によって異なる。自然放射線レベルが高いところでは，より高いレベルでも廃棄物業者に渡してよいと考えられるだろうか？

3-1-2. 内用療法

　甲状腺機能亢進症および甲状腺癌・転移巣に対してヨウ化ナトリウム（Na^{131}I）を用いる治療，ゼヴァリンイットリウム（^{90}Y）を用いた低悪性度B細胞性非ホジキンリンパ腫およびマントル細胞リンパ腫の放射免疫療法および塩化ラジウム（^{223}Ra）を用いた骨転移のある去勢抵抗性前立腺癌の治療において，放射性医薬品を投与された患者が医療施設

第3章 ● 立入検査

より退出・帰宅する場合，公衆および自発的に患者を介護する家族などが患者からの放射線を受けることになり，その安全性に配慮する必要がある。医療法に基づき放射性医薬品を投与された患者が病院内の診療用放射性同位元素使用室または放射線治療病室などから退出する場合に適用される。

公衆および介護者について抑制すべき線量の基準を，公衆については，1年間につき1mSv，介護者については，患者および介護者の双方に便益があることを考慮して1件あたり5mSvとし，退出基準が定められている。なお，子どもの線量はIAEA国際基本安全基準（BSS）では1件あたり1mSvの規定である。

具体的には，以下の1）～3）のいずれかの基準に該当する場合に，退出・帰宅を認めることとする。

1）投与量に基づく退出基準

投与量または体内残留放射能量が表3-7に示す放射能量を超えない場合に退出・帰宅を認める。なお，この基準値は，投与量，物理的半減期，患者の体表面から1mの点における被ばく係数0.5，1cm線量当量率定数に基づいて算定したものである。

表3-7　放射性医薬品を投与された患者の退出・帰宅における放射能量

治療に用いた核種	投与量又は体内残留放射能量（MBq）
^{131}I	500[*1]
^{90}Y	1184[*2]

[*1] 患者身体からの外部被ばく線量に患者の呼気とともに排出される^{131}Iの吸入による内部被ばくを加算した線量から導かれたもの。
[*2] 最大投与量。

2）測定線量率に基づく退出基準

患者の体表面から1mの点で測定された線量率が表3-8に示す値を超えない場合に退出・帰宅を認める。なお，この基準値は，投与量，物理的半減期，患者の体表面から1mの点における被ばく係数0.5，1cm線量当量率定数に基づいて算定したものである。

表3-8　放射性医薬品を投与された患者の退出・帰宅における線量率

治療に用いた核種	患者の体表面から1mの点における1cm線量当量率（μSv/h）
^{131}I	30[*]

[*] 患者身体からの外部被ばく線量に患者の呼気とともに排出される^{131}Iの吸入による内部被ばくを加算した線量から導かれたもの。

3）患者ごとの積算線量計算に基づく退出基準

　患者ごとに計算した積算線量に基づいて，以下のような場合には，退出・帰宅を認められる（表3-9）。

①各患者の状態に合わせて実効半減期やその他の因子を考慮し，患者ごとに患者の体表面から1mの点における積算線量を算出し，その結果，介護者が被ばくする積算線量は5mSv，公衆については1mSvを超えない場合とする。

②この場合，積算線量の算出に関する記録を保存することとする。

　なお，上記の退出基準は以下の事例であれば適合するものとして取り扱う。

表3-9　患者ごとの積算線量評価に基づく退出基準に適合する事例

治療に用いた核種	適用範囲	投与量（MBq）
^{131}I	遠隔転移にない分化型甲状腺がんで甲状腺全摘術後の残存甲状腺破壊（アブレーション）治療[1]	1110[2]
^{223}Ra	骨転移のある去勢抵抗性前立腺癌治療[3]	12.1[4] （72.6[5]）

[1] 実施条件：関連学会が作成した実施要綱（「残存甲状腺破壊を目的とした ^{131}I（1110 MBq）による外来治療」）に従って実施する場合に限る。

[2] ^{131}I の放射能量は，患者身体からの外部被ばく線量に，患者の呼気とともに排出される ^{131}I の吸入による内部被ばくを加算した線量から導かれたもの。

[3] 実施条件：関連学会が作成した実施要綱（「塩化ラジウム（^{223}Ra）注射液を用いる内用療法の適正使用マニュアル」）に従って塩化ラジウム（^{223}Ra）注射液1投与あたり55 kBq/kg を4週間隔で最大6回まで投与することにより実施する場合に限る。

[4] 1投与あたりの最大投与量。

[5] 1治療あたりの最大投与量。

注：^{89}Sr のメタストロン®は販売中止された（最終検定2019年1月11日）。

4）退出の記録

　退出を認めた場合は，下記の事項について記録し，退出後2年間保存すること。

①投与量，退出した日時，退出時に測定した線量率

②授乳中の乳幼児がいる母親に対しては，注意・指導した内容

③前項3）に基づいて退出を認めた場合には，その退出を認める積算線量の算出方法

　また，積算線量などの算出において以下に掲げる方法を用いた場合は，それぞれ用いた根拠

　　ア　投与量でなく体内残留放射能量で判断する方法

　　イ　1mにおける被ばく係数を0.5未満とする方法

　　ウ　生物学的半減期あるいは実効半減期を考慮する方法

　　エ　人体（臓器・組織）の遮へい効果を考慮した線量率定数を用いる方法

第3章 ● 立入検査

5) 注意事項

①当該患者の退出・帰宅を認める場合は，第三者に対する不必要な被ばくをできるかぎり避けるため，書面および口頭で日常生活などの注意・指導を行うこと。

②患者に授乳中の乳幼児がいる場合は，十分な説明，注意および指導を行うこと。

③放射性核種の物理的特性に応じた防護ならびに患者および介護者への説明その他の安全管理に関して，放射線関係学会等団体の作成するガイドラインなどを参考に行うこと。

-- Q&A ---

Q1 甲状腺がんの透析患者さんに Na^{131}I カプセル治療を行うことになりました。Na^{131}I カプセルを 7.4 GBq 投与し 2 ～ 3 日の放射線治療病室への入院とその間の血液透析が予想されます。このような患者さんには，どのように透析すればよいでしょうか。

A1 投与量または体内残存放射能量，線量率ともに投与後数日間は退出基準を超えるため，少なくとも 1 回は放射線治療病室（規則第 30 条の 12）にて透析することになります。投与量と透析の日程で考慮すべき点は，①半減期により治療効果は投与初期の照射線量が強い，②集積機序は腸管からの吸収で 24 時間後に 20 ～ 30％が甲状腺の濾胞上皮細胞へ選択的に取り込まれるなどから，透析直後から内服療法を開始することが理想と考えられます。その一方で，ヨウ素の主な排出経路は腎尿路系であり，腎不全患者は無機ヨードが体内に長期間貯留するため，透析を行うことで治療に寄与しない ^{131}I を体外に排出し体内残留放射能量を減少させることが必要と考えられます。

透析を実施するにあたり注意すべき点は，被ばく低減や汚染の防止などについて，看護師ら透析に従事する関係者（透析作業従事者）とあらかじめ打ち合わせを行う必要があることです。内服した患者からの線量率は距離 1 m で 500 µSv/h 程度であり，看護などの作業では線量限度を超えないと考えられます。しかし，透析液や内服した患者からの発汗などによる ^{131}I の付着を防止するため手袋を着用して作業を行い，遮へいについては鉛含有量が厚いアクリル製遮へい衝立を利用するなど，短時間作業でも心がけます。

なお，透析作業従事者は放射線業務従事者でないため，RI 規制法規則第 20 条による放射線測定器を装着しての被ばく管理の義務は課せられませんが，年に数回でも繰り返す「反復継続の場合は」，ポケット線量計などにより測定をすることで無用な被ばく防止の注意を喚起することが必要です。さらに，受皿・吸収剤その他放射性同位元素による汚染の広がりを防止する措置を講じ，透析液供給装置（ダイアライザーや点滴セットなど）の付属品は回収します。透析液も汚染することから，放射線治療病室に入院する期間は放射性廃液処理用の排水設備により廃棄しなければなりません。

これらのほかに Na^{131}I カプセルを投与した日時，場所，患者の氏名，投与量や放射線治療病室退出に際して測定した線量率を記録し，5 年間保存（医薬安発第 70 号〔平

成 10 年 6 月 30 日，厚生省医薬安全局安全対策課長〕）するとともに，患者さんが持ち出しする所有物は少なくとも管理区域からの持ち出し基準を超えないように確認します。

　また，内用療法では患者の病室のトイレからの排水管で排泄された放射性同位元素の貯留がみられることがあるので，配慮が必要です。

Q2　残存甲状腺破壊を目的とした ^{131}I（1110 MBq）による外来治療では，退出・帰宅が認められていますが，家族への被ばく線量は気にしなくてよいのでしょうか。

A2　患者背景および環境への配慮として，患者および同居する家族に書面および口頭で日常生活などについて以下の内容の注意・指導が行われます。これらが満たされない場合は，従来どおり放射線治療病室への入院が必要となります（残存甲状腺破壊を目的とした ^{131}I〔1110 MBq〕による外来治療　実施要領，改訂第 3 版）。

・患者個人が自立して生活（1 日あたりの介護が 6 時間以内）ができること
・治療患者の家族に同居の小児や妊婦がいないこと
・患者の居住区に適切な下水や水洗トイレが設けられていること
・投与後 3 日間は家族と別の部屋で 1 人での就寝が可能であること
・帰宅時の交通については，原則として公共の交通機関は避けることが望ましいこと
・投与後 4 時間以内の嘔吐の処理については十分理解し，対処できること
・同居する家族の理解と協力が得られること

Q3　^{177}Lu-DOTA-TATE（ルテチウム -177 標識ソマトスタチンアナログ）の放射線防護や汚染防止措置はどのように対応すればよいでしょうか。

A3　膵臓および消化管等の切除不能または転移性の神経内分泌腫瘍治療に用いられる ^{177}Lu-DOTA-TATE は β 線（最大エネルギー 0.498 MeV〔78.6％〕）と γ 線（0.208 MeV〔11.0％〕）を放出します。本剤の実施施設には以下の項目が達成されていることが，日本核医学会承認の適正使用マニュアル（第 2 版：2016 年 5 月 20 日承認）に公開されています。

①本治療を実施する病院または診療所（以下「病院等」という）は，関係法令で定めている診療放射線の防護に関する基準を満たし，かつ，法令上の手続きが完了していること。

②本治療は放射性医薬品などの取り扱いについて，十分な知識と経験を有する医師および診療放射線技師が常勤している病院等で実施すること。また，神経内分泌腫瘍の治療に関して専門的知識と経験を有する医師が勤務している病院等で実施すること。

③本治療の実施病院等は，あらかじめ日本核医学会などが認定した病院等（以下「認定病院等」という）で一定期間，放射線安全管理に係る研修を受講し，認定を受けた医師と診療放射線技師が最低 1 名ずつ常勤していること。

第3章 ● 立入検査

Q4 未承認放射性医薬品を備えている病院では，どのような手続きが必要でしょうか。

A4 未承認放射性医薬品（特定臨床研究に用いるもの，再生医療などに用いるもの，先進医療または患者申出医療に用いるもの）を備えている場合は，2019年4月1日以降1月以内に以下の事項を当該病院等の所在地の都道府県知事等に届け出なければなりません（医政発0312第7号通知）。

1　病院または診療所の名称および所在地

2　その年に使用を予定する診療用放射性同位元素または陽電子断層撮影診療用放射性同位元素の種類，形状およびBq単位をもって表した数量

3　Bq単位をもって表した診療用放射性同位元素または陽電子断層撮影診療用放射性同位元素の種類ごとの最大貯蔵予定数量，1日の最大使用予定数量および3月間の最大使用予定数量

4　診療用放射性同位元素使用室，陽電子断層撮影診療用放射性同位元素使用室，貯蔵施設，運搬容器および廃棄施設並びに診療用放射性同位元素または陽電子断層撮影診療用放射性同位元素により治療を受けている患者を入院させる病室の放射線障害の防止に関する構造設備および予防措置の概要

5　診療用放射性同位元素または陽電子断層撮影診療用放射性同位元素を使用する医師または歯科医師の氏名および放射線診療に関する経歴

3-2. 陽電子断層撮影診療用放射性同位元素

陽電子断層撮影診療用放射性同位元素を備える場合は，規則第30条の8の2および9〜11の構造設備を遵守する（図3-2）。

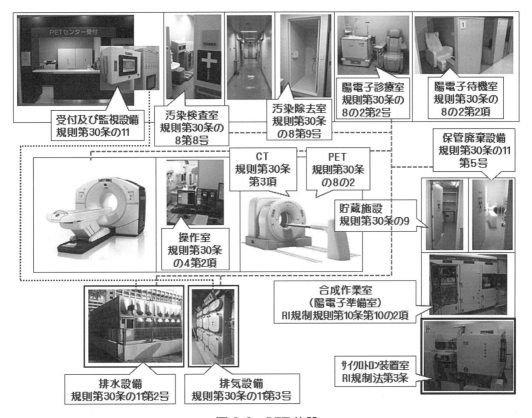

図3-2 PET施設

所定の障害防止の方法など適正な施設・設備が設けられ，かつ管理されているか（規則30の8の2）。

[所定の障害防止の方法など]

①主要構造部等：耐火構造または不燃材料を用いた構造とすること。

②陽電子準備室（陽電子断層撮影診療用放射性同位元素の調剤などを行う室），診療室と待機室：陽電子準備室，診療室と待機室とこれを用いて診療を行う室および陽電子断層撮影診療用放射性同位元素が投与された患者などが待機する室に区画されていること。

③画壁等：画壁等の外側における実効線量が所定の線量（1 mSv/週以下，その外側が人が通行しまたは停在することのない場所を除く）以下になるように遮へいされていること。

④出入口：常時出入する出入口は1箇所となっていること。

第3章 ● 立入検査

⑤標識：使用室である旨を示す標識が付されていること。

⑥撮影装置：使用室の室内には，陽電子放射断層撮影装置を操作する場所を設けないこと。

⑦内部の壁，床：汚染されるおそれのある部分は，突起物，くぼみおよび仕上げ材の目地などのすきまの少ない構造となっていること。

⑧内部の壁，床の表面：汚染されるおそれのある部分の表面は，平滑であり，気体または液体が浸透しにくく，かつ，腐食しにくい材料で仕上げられていること。

⑨出入口の付近：放射性同位元素による汚染の検査に必要な放射線測定器，放射性同位元素による汚染の除去に必要な器材および所定の排水設備（排水管，排液処理槽その他液体状の医療用放射性汚染物を排水し，または浄化する一連の設備）に連結した洗浄設備ならびに更衣設備が設けられていること。

⑩準備室の設備

⑪フード，グローブボックスなど：汚染された物の広がりを防止するフード，グローブボックスなどの装置が設けられているときは，その装置は所定の排気設備（排風機，排気浄化装置，排気管，排気口など気体状の医療用放射性汚染物を排気し，または浄化する一連の設備）に連結されていること。準備室には，排水施設に連結した洗浄設備が設けられていること。

　立入検査における書類の準備については，診療放射性同位元素を参照のこと。また，所定の研修の修了証も準備すること。

　なお，陽電子断層撮影診療用放射性同位元素に係る新たな医療技術や RI 規制法についても述べる。

［陽電子放射断層撮影（positron emission tomography：PET）-CT エックス線複合装置（医政発 0315 第 4 号通知）］

　PET-CT 複合装置とは，陽電子断層撮影診療用放射性同位元素が投与された患者などの画像診断の精度を高めるために，エックス線装置のうち CT 装置であって，これに陽電子放射断層撮影装置が付加され一体となったもの。

　エックス線撮影は，陽電子放射断層撮影装置の吸収補正用（画像診断の定量性を高め，精度の高い診断を可能とすることを目的とし，陽電子断層撮影診療用放射性同位元素からの放射線の臓器や組織による吸収を補正する）として使用する。

　核医学画像を得ることを目的とせず，CT 画像のみを得るために SPECT-CT 複合装置や PET-CT 複合装置でエックス線撮影を行うことは認められている。なお，同時に 2 人以上の患者の診療を行うことは認められない。この場合における「適切な防護措置」として，当該放射線診療室は，室に備えられたエックス線装置以外の放射線診療装置などとエックス線装置を同時に使用するものとして，この同時使用の条件下での放射線障害の防止に

142

関する構造設備の基準を満たしている必要がある。また，規則第 25 条第 4 号，第 25 条の 2 の規定に基づき準用する第 25 条第 4 号，第 26 条第 3 号，第 27 条第 1 項第 3 号または第 28 条第 1 項第 4 号の規定に関して，当該エックス線装置を使用する旨を記載する必要がある。

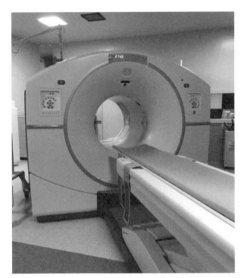

PET-CT 複合装置

[PET 装置の校正線源について（医政発 0315 第 4 号通知）]

　診療用放射線照射器具には，患者に投与された診療用放射性同位元素または陽電子断層撮影診療用放射性同位元素から放出される放射線を画像化する装置（以下「核医学撮像装置」という）における吸収補正（画像診断の定量性を高め，精度の高い診断を可能とするため，規則第 24 条第 8 号における診療用放射性同位元素または陽電子断層撮影診療用放射性同位元素からの放射線の臓器や組織による吸収を補正すること）を目的として人体に照射する線源も含まれる。

[PET-SPECT 複合装置（医政発 0315 第 4 号通知）]

　PET-SPECT 装置あるいは陽電子-SPECT 複合装置とは，陽電子放射断層撮影装置であって，これに診療用放射性同位元素を投与された患者などの撮影を行う装置が付加され一体となったもの。

　診療用放射性同位元素を陽電子断層撮影診療用放射性同位元素使用室において使用することについて，診療用放射性同位元素に関して，特別の理由による場合であって，かつ，適切な防護措置および汚染防止措置を講じたときにおいては，陽電子断層撮影診療用放射性同位元素使用室において診療用放射性同位元素を用いることが認められている。

　特別の理由による場合とは，以下のとおりである。

ア　陽電子断層撮影診療用放射性同位元素の調剤など（医薬品を小分けまたは分注を行う

第3章 ● 立入検査

など，核医学診療を受ける患者などに放射性医薬品を投与可能な状態にする行為または作業）を行う陽電子準備室において，診療用放射性同位元素について，診療用放射性同位元素の準備室で行うべき行為または作業を行う場合。

イ 陽電子診療室において，診療用放射性同位元素による診療を受ける患者などに準備室において調剤された当該診療用放射性同位元素を投与する場合。

　なお，この場合においても同時に2人以上の患者の診療を行うことは認められない。

ウ PET-SPECT 装置を陽電子診療室に設置し，当該 PET-SPECT 装置を用いて診療を行うために陽電子診療室において診療用放射性同位元素を使用する場合。ただし，この場合において，陽電子断層撮影に関する安全管理の責任者たる医師または歯科医師（常勤職員で核医学診断の経験が3年以上かつ所定の研修修了者）が陽電子断層撮影診療用放射性同位元素使用室における安全管理の責任者となり，また診療放射線技師（所定の研修修了者で専門の知識および経験を有する者）が陽電子断層撮影診療用放射性同位元素使用室における安全管理にもっぱら従事することによって，診療用放射性同位元素によって核医学検査を受ける患者などが，陽電子断層撮影診療用放射性同位元素による不必要な被ばくを受けることのないよう，適切な放射線防護の体制を確立する。

[PET-MRI 複合装置]

　PET-MRI 装置（磁気共鳴画像診断装置）あるいは陽電子-MRI 複合装置とは，MRI 装置に陽電子放射断層撮影装置が付加され一体となったもの。陽電子断層撮影画像との重ね合わせを目的として MRI による撮像を行う場合，または陽電子断層撮影画像との重ね合わせを目的としない MRI 単独撮影を行う場合にも，操作する場所を設けないことと，安全管理の責任者を配置し，適切な放射線防護の体制を確立することなどが必要である。

　放射線診療室において，MRI は放射線診療に該当しないが，本装置は次に掲げる場合にあっては，その限りでない。

①陽電子断層撮影診療用放射性同位元素が投与された患者などの陽電子断層撮影画像との重ね合わせのために，PET-MRI 装置による MRI 撮影を行う場合。

②陽電子断層撮影画像を得ることを目的とせず，MRI 撮影画像のみを得るために，PET-MRI 装置による MRI 単独撮影を行う場合。

　また，陽電子断層撮影診療に関する安全管理の責任者たる医師または歯科医師（常勤職員で核医学診断の経験が3年以上かつ所定の研修修了者）が MRI 単独撮影を含む陽電子断層撮影診療用放射性同位元素使用室における安全管理の責任者となり，また，診療放射線技師（所定の研修修了者で専門の知識および経験を有する者）が MRI 単独撮影を含む陽電子断層撮影診療用放射性同位元素使用室における安全管理にもっぱら従事することによって，MRI 単独撮影を受ける患者などが，陽電子断層撮影診療用放射性同位元素による不必要な被ばくを受けることのないよう，適切な放射線防護の体制を確立すること。

　その他，陽電子断層撮影診療用放射性同位元素使用室に PET-MRI 装置を備えた場合の

144

安全確保および放射線防護に関しては，関係学会等団体の作成するガイドラインを参考に行う。

[サイクロトロン（医政発 0315 第 4 号通知）]
　RI 規制法の規定の適用を受けるが，診療用放射性同位元素または陽電子断層撮影診療用放射性同位元素を製造する目的のものである場合には，製造から使用までの工程は一体のものであり放射線障害の防止に関する構造設備および予防措置の評価に必要な情報であることから，規則第 28 条各号に掲げる放射線障害の防止に関する構造設備および予備措置の概要として，RI 規制法第 3 条第 2 項に規定する申請書の写しなどにより次に掲げる内容について確認し，関連する診療用放射性同位元素または陽電子断層撮影診療用放射性同位元素の届出と齟齬のないことを確認すること。
①病院または診療所の名称および所在地
②サイクロトロン装置の制作者名，型式および台数
③サイクロトロン装置の定格出量
④サイクロトロン装置およびサイクロトロン装置を設置する室の放射線障害の防止に関する構造設備および予防措置の概要
⑤サイクロトロン装置の精製する放射性同位元素の種類，形状およびベクレル単位で表した 1 日の最大精製予定数量
　なお，連続供給の場合は，供給時間と平均存在数量を確認する。

--Q&A---

Q1 PET 装置を新たに設置する場合の留意点を教えてください。

A1 陽電子断層撮影診療用放射性同位元素使用室として陽電子準備室および陽電子待機室を設ける必要があります。陽電子診療室の画壁などは，その外側における実効線量が 1 mSv/ 週以下とし，PET 装置の操作室を別に設けなければなりません。

Q2 ^{18}F-FDG のエネルギーは高いですが，物理学的半減期は短いため，廃棄物の処理は診療用放射性同位元素の基準と同じでしょうか。

A2 規則第 30 条の 11 第 1 項などに規定される廃棄施設としての構造設備の基準は適用されますが，^{18}F を含めた短寿命の PET 4 核種による汚染物は，他の物の混入を防止し，または付着しないように封および表示をして 7 日を超えて管理区域内の廃棄施設内で保管した後（7 日間ルール），陽電子断層撮影診療用放射性同位元素などとせず廃棄できます（医政発 0315 第 4 号通知）。

Q3 SPECT/PET 装置により，^{18}F-FDG 検査を行っていますが，件数は月に 2 ～ 3 人で

す。少ない件数でも待機室を設けなければなりませんか。

A3 検査件数が少ない場合は，PET 診療室で陽電子待機室を設けた場合と同等の遮へい効果・待機時間が確保できれば，陽電子待機室を設ける必要はありません。

Q4 PET 薬剤を投与された患者の退出基準は決められていますか。

A4 特に定められていません。しかし，511 keV と診断領域の X 線に比べて高いエネルギーを放出することから，管理区域内の待機室（回復室）で減衰させる手段が講じられています。

4. MRI

　MRI 装置は，近年急速に普及し一般的となった画像診断装置であり，施設使用上での安全を確保する観点から，日本工業規格による基礎安全および基本性能の基準（JIS Z 4951:2012）や日本画像医療シムテム工業会規格による安全基準（JESRA X-0090 ＊ A-2014）などが規定されている。

　以下に，日本画像医療シムテム工業会規格により規定されている安全基準（JESRA X-0090 ＊ A-2014）を掲示する。なお，この安全基準は，①超電導タイプ，および②永久磁石タイプの MRI 装置に適用されている。

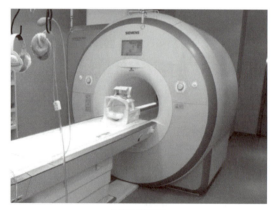

MRI 装置

4-1. MRI 施設の安全基準項目

　JESRA X-0090 ＊ A-2014 に記載された安全基準項目は以下のとおりである。

1.1　安全基準項目（全タイプ共通）

（1）MR 検査室の患者出入口の手前には，磁性体検知器（図 3-3）などでの安全チェック（a～d）や患者の更衣ができる前室や待合を設ける。

　（a）ペースメーカー装着者の入室を禁止する。

　（b）体内に磁性金属（金属クリップ，人工関節など）のある人の入室を禁止する。

　（c）磁気の吸引力により危険が予想される物（鉄製の工具，ストレッチャー，ガスボンベなど）の持ち込みを禁止する。

　（d）磁気により影響を受けるクレジットカード，腕時計などの持ち込みを禁止する。

（2）MR 検査室または前室の出入口には「磁場発生中」の表示灯または標識を設置し，患者出入口には「使用中」表示灯も設置する（図 3-4）。

（3）MR 検査室患者出入口付近に MR 安全標識と患者用注意銘板，MR 作業従事者出入口付近には医療従事者用注意銘板を掲示する（図 3-5）。

（4）0.5 mT 以上の漏えい磁場強度領域が MR 施設より外にある場合には，立入制限区域として床へのマーキングや柵などを設け，さらに立入禁止の標識などで注意を喚起する。

（5）操作室から MR 検査室内の患者の安全を目視により確認するため，患者観察窓を設置する。その視野が不十分な場合には，モニタカメラも併設する（図 3-6）。

（6）SAR 高周波発熱による患者の安全を確保するため，MR 検査室内の空調条件は温度 25℃以下で，相対湿度 60％以下に設定可能な空調設備とする。

（7）磁場の吸引力による危険性を避けるため，機械室は保守点検や修理時に MR 検査室を通らず直接出入りできる構造とし，空調機の点検や修理は MR 検査室の外側（天井裏など）からできることが望ましい。

（8）MR 検査室内の建築設備機器で取り外しできるものには，非磁性体を使用する。

（9）MR 装置（マグネット）の質量は非常に大きいため，その質量に耐えられる床強度が必要である。

（10）小児患者の撮影を行う場合は，下記設備を考慮する必要がある。

　（a）患者の呼吸確認の為，MR 検査室にはモニタカメラを頭側および脚側の 2 箇所に設置する。

　（b）MR 検査室および前室または処置室（検査室外）への医療ガス（酸素・吸引）設備を設置する。

（11）MR 装置を使用するには電波法により認可が必要となるため，使用開始前に各管轄の総合通信局へ高周波利用設備許可申請書を提出し，認可を取得する。

(12) MR施設周辺の機器の中には，MR装置の漏えい磁場により影響を受ける機器もあるため，漏えい磁場分布を考慮する。
(13) 地震対策の検討

　　次のJIRA報告書参照のこと

　「医用放射線機器等の対地震設置に関する動向調査研究　平成10年度報告書」
(14) 立入制限区域の概念と安全管理

　　立入制限区域（漏えい磁場強度0.5 mT〔ミリテスラ〕以上の区域）を適切に管理できるよう病院施設管理者が床への標示，柵および/またはその他の方法により表示する。また，安全管理として，一般の患者が立ち入れないように施錠などをする。

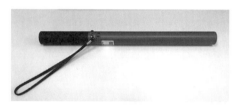

図3-3　磁性体探知器

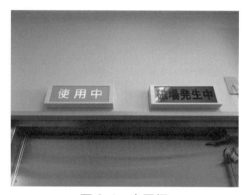

図3-4　表示灯

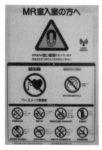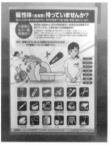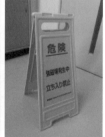

図3-5　安全標識

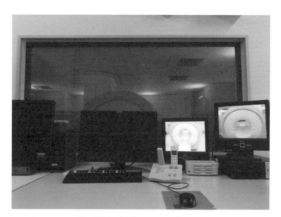

図 3-6 患者観察窓およびモニタカメラ

1.2 安全基準項目（超電導タイプ特有）

　超電導タイプの多くの MR 装置では，超電導コイルの冷却用として液体ヘリウムを使用しているため，冷却トラブルなどにより多量のヘリウムガスが放出（クエンチ現象）する事故も予想されるので，特別な安全対策が必要となる。そのため，以下の設備を設け安全対策を実施する。

(1) ヘリウムガス排気システム

　ヘリウムガスをマグネットから直接，外気へ排気するシステム。

(2) ヘリウムガス排気口（屋外）（図 3-7）

　ヘリウムガス排気口の開口部には外部からの異物の侵入を防ぐために防鳥網（網目 10 〜 15 mm 程度）を設置する。

　また，クエンチ現象により内部保温材などが飛び出る可能性があるため，ヘリウムガス排気口の下側にステンレス板を設けるなどの工夫も必要である。

(3) 緊急換気システム（図 3-8）

　MR 検査室内の酸素濃度が 18％未満（酸欠状態）になると起動する換気システムを設置する。濃度監視は酸素モニタで行う。

(4) 外開きまたはスライドドア

　MR 検査室ドアは，排気・換気システムが故障した場合，室内気圧の上昇がドアの開閉を妨げる可能性がある。そのため，MR 検査室からみて外側に開くか加圧状態でも開閉可能なスライド式とする。なお，ドアが MR 検査室からみて内側に開く扉のみの場合，気圧上昇予防策として，例えば 60 cm × 60 cm 以上の排気開口を設け減圧を図る。

(5) 熱感知器式火災報知器の設置

　MR検査室は，消防法により自動火災報知設備の設置が義務づけられている。火災報知器は熱感知式と煙感知式があるが，MR検査室は無窓居室となるため，消防法により熱感知式が設置できない。しかし，管轄消防署と事前協議し，了解を得ることで熱感知式を選定できる場合もある。

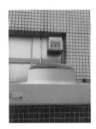
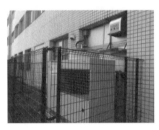

図3-7　ヘリウムガス排気口

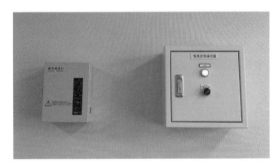

図3-8　緊急換気システムおよび酸素モニタ

--Q&A---

Q1 MRIは放射線部で運用していますが，放射線発生装置でないため，書類の提示を求められることはないでしょうか。

A1 MRI装置の使用に関する事項は，医療法規則には定められていません。しかし，立入検査では，医療法第20条に定める「衛生上，防火上及び保安上の安全」に基づき，具体的な注意点を指導している自治体もあります。ある県の指導例を以下に示します。

①検査室などの構造

　　注意事項を掲示し，「強磁場発生中」の表示があるか。

②禁忌患者（ペースメーカー使用者など）のチェック体制

　　患者説明用パンフレットおよび事前申込伝票などにより禁忌事項を確認しているか。

③金属類の持ち込み防止対策

　　問診，金属探知機などにより金属類の持ち込み防止を行っているか。

④職員に対する安全教育

　　検査を実施することができる職員に対する安全教育が行われているか。

⑤電波法に基づく高周波利用設備の許可

　　高周波利用設備の許可を取得しているか（電波法第100条第1項第2号）。

Q2 MRI検査に従事する職員の安全管理に関する教育訓練はどのような内容でしょうか。

A2 非常に強い静磁場および高周波パルスを使用するMRI検査では，強磁性金属による吸着事故や高周波パルスによる生体への影響等のさまざまな事故が想定されます。そのため，特殊な環境下での検査であることを施設の全職員に周知することが重要です。

　安全管理に関する教育訓練には，①酸素ボンベなどの強磁性金属の検査室持ち込み防止に関すること，②高周波パルスによる異常発熱・熱傷事故などの生体への影響に関すること，③MRI装置故障時の対応，④液体ヘリウムが急激に気化するクエンチ現象発生時の対応などがあげられます。この他に安全なMRI検査を実施するための内容を提示することが望まれます。

　静磁場による生体影響については，世界保健機関（WHO）により調査されています。その調査によると，静磁場による生体影響については，発がん性の証拠はなく，地磁気の数万倍に相当する強い静磁界にばく露される特殊な状況では，めまいや吐き気といった感覚が生じる場合があるとされています。

参考文献

1) 山口一郎監修：医療放射線法令・立入検査手引書. ピラールプレス, 2010.

2) 医療放射線の安全管理の考え方を開設するサイト https://ndrecovery.niph.go.jp/trustrad/qa/（アクセス日：2019 年 2 月 3 日）

3) Takao Kanzaki, et al：Absorbed dose to the eye lens during dental radiography, Oral Radiol, 33 (4), 246-250, 2017.

4) 筑間晃比古：教育講座－放射線治療装置を立ち上げよう, 2 装置導入時の法的申請. 日放技学誌, 74(8), 818-824, 2018.

5) 西澤邦秀編：第 4 章 X 線診療室の構造設備. 詳解テキスト医療放射線法令, 第 3 版. 65-66, 99-100, 名古屋大学出版会, 2019.

6) Ichiro Yamaguchi, et al：Radiation safety management of residual long-lived radioactivity distributed in the inner concrete wall of a medical cyclotron room. Radiat Prot Dosimetry, 157, 2011.

7) 高橋康幸：医療放射線管理についての Q & A No.10 RI 検査の廃棄物処理. 日放技師会誌, 54 (2), 203-204, 2007.

8) 遠藤啓吾ほか：臨床核医学・PET 検査技術学. 文光堂, 212-225, 2010.

9) 磁気共鳴画像診断装置施設の安全基準（JESRA X-0090*A-2014）

10) 磁気共鳴画像診断装置－基礎安全及び基本性能（JIS Z 4951:2012）

11) 診断用磁気共鳴装置－図記号及び標識（JIS Z 4950）

12) 安全標識－一般的事項（JIS Z 9104）

13) MR 施設の漏えい磁場測定マニュアル（JESRA TR-0027*A-2014）

14) 「MRI の Q&A」（JESRA TR-0041-2014）

15) 医用放射線機器等の対地震設置に関する動向調査研究 平成 10 年度報告書.

16) 日本アイソトープ協会：2 版 放射線安全管理の実際, 256 〜 259, 丸善, 2007

17) 身のまわりの電磁界について―概要版― 平成 29 年 4 月 環境省環境保健部環境安全課

18) WHO 環境保健クライテリア No.232「静電磁界」（2006 年（平成 18 年））

② 医療機器保守点検

　医療機器に係る安全管理のための体制確保のための運用にあたっては，「医療機器に係る安全管理のための体制確保に係る運用上の留意点について」平成 30 年 6 月 12 日付け医政地発第 0612 第 1 号・医政経発第 0612 第 1 号に示されている。

　医療機器の保守点検は，規則第 1 条の 11 第 2 項第 3 号に規定する「医療機器安全管理責任者」を配置し，計画を策定し適切に実施しなければならない。医療機器は，医薬品医療機器等法第 2 条第 4 項に規定する機械器具である医療用エックス線装置及び医療用エックス線装置用エックス線管や放射性物質診療用器具，内臓機能検査用器具（MRI）やプログラムの疾病診断用プログラム・疾病診断用プログラムを記録した記録媒体などである。

　また，医療機器は人体に与えるリスクに応じて，「一般医療機器」，「管理医療機器」，「高度管理医療機器」に分類され，これらのクラス分類にかかわらず，保守点検，修理その他の管理に専門的な知識および技能が必要とされ，厚生労働大臣が指定したものが「特定保守管理医療機器」である。医療機器の修理については，医薬品医療機器等法第 40 条の 2 第 1 項による修理業許可業者に委託する。

　なお，医療機器に係る安全管理のための体制確保に係る運用上の留意点（平成 30 年 6 月 12 日付け，医政地発 0612 第 1 号）では，病院等における CT・MRI 装置に係る保守点検指針を取りまとめた「医療機関における放射線関連機器等の保守点検指針」が策定され，①従業者に対する医療機器の安全使用のための研修の実施，②医療機器の保守点検に関する計画の策定及び保守点検の適切な実施，③医療機器の安全使用のために必要となる情報の収集その他の医療機器の安全使用を目的とした改善のための方策の実施，につき実施体制の確保が義務づけられた。

　以下に，医療機器の保守点検に関する計画の策定及び保守点検の適切な実施について示す。

第3章 ● 立入検査

1. 保守点検計画の策定

　医療機器の保守点検に関する計画（以下「保守点検計画」という）の策定にあたっては，医薬品医療機器等法の規定に基づき，添付文書に記載されている保守点検に関する事項を参照すること。また，必要に応じて，当該医療機器の製造販売業者に対して情報提供を求めるとともに，当該製造販売業者より入手した保守点検に関する情報をもとに研修等を通じて安全な使用を確保すること。

1）保守点検計画を策定すべき医療機器

　医療機器の特性等に鑑み，保守点検が必要と考えられる医療機器については，機種別に保守点検計画を策定すること。

　保守点検が必要と考えられる医療機器には，次に掲げる医療機器が含まれる。

①人工心肺装置および補助循環装置

②人工呼吸器

③血液浄化装置

④除細動装置（自動体外式除細動器〔AED〕を除く）

⑤閉鎖式保育器

⑥CTエックス線装置（医用X線CT装置）

⑦診療用高エネルギー放射線発生装置（直線加速器など）

⑧診療用粒子線照射装置

⑨診療用放射線照射装置（ガンマナイフなど）

⑩磁気共鳴画像診断装置（MRI装置）

2）保守点検計画において記載すべき事項（図3-9）

　保守点検計画には，以下の事項を記載すること。

①医療機器名

②製造販売業者名

③型式

④保守点検をする予定の時期，間隔，条件など

2. 保守点検の適切な実施

1) 保守点検の記録 （図 3-10）

　前記 1. 1) に掲げる保守点検が必要と考えられる医療機器については，個々の医療機器ごとに，保守点検の状況を記録すること。保守点検の記録は，以下の事項が把握できるよう記載すること。

①医療機器名

②製造販売業者名

③型式，型番，購入年

④保守点検の記録（年月日，保守点検の概要および保守点検者名）

⑤修理の記録（年月日，修理の概要および修理者名）

　なお，上記以外の事項でも，医療機器の保守点検を実施する過程で得られた情報はできるかぎり記録および保存し，以後の医療機器の適正な保守点検に活用すること。また，CT，MRI 装置については，厚生労働行政推進調査事業「中小医療機関向け医療機器保守点検のあり方に関する研究班」による「医療機関における放射線関連機器等の保守点検指針」がとりまとめられているため，当該指針も踏まえて保守点検の記録を行うこと。

2) 保守点検の実施状況等の評価

　医療機器の特性を踏まえつつ，保守点検の実施状況，使用状況，修理状況などを評価し，医療安全の観点から，必要に応じて操作方法の標準化等の安全面に十分配慮した医療機器の採用に関する助言を行うとともに，保守点検計画の見直しを行うこと。

3) 保守点検の外部委託

　医療機器の保守点検を外部に委託する場合には，法第 15 条の 3 に規定する基準を遵守すること。なお，医療機器安全管理責任者は，保守点検を外部に委託する場合も，保守点検の実施状況等の記録を保存し，管理状況を把握すること。

第 3 章 ● 立入検査

整理番号（　　）

院　　長	副院長	事務長	（放射線科 責任者等）	医療機器安全 管理責任者	副医療機器安 全管理責任者	安全管理 担当者

令和　　年　　月　　日

○○病院長　　殿

（医療機器安全管理責任者名）

（保守点検計画立案者名）

令和○○年度医療機器の保守点検計画について

　医療法第６条の１０及び医療法施行規則第１条の１１第２項第３号の規定に基づき，下記の医療機器の保守点検に関する計画を策定しましたので報告します。

記

医療機器名			
製造販売業者名 型式・薬事承認番号等			
設置場所（室名）			
設置年月日（使用開始日）	令和　　年　　月　　日	設置経過年数	年
保守点検の実施方法	施設で実施　・　外部委託		
（外部委託の場合）	委託会社名： 連絡先・電話（担当者名）		
保守点検の実施回数・間隔	年間　　回，　間隔（　　　　）に１回		
保守点検をする予定の 時期	回数	実施予定日	実施予定者
	第１回	令和　　年　　月　　日	
	第２回	令和　　年　　月　　日	
	第３回	令和　　年　　月　　日	
	第４回	令和　　年　　月　　日	
	第５回	令和　　年　　月　　日	
保守点検の条件等			
前年度の保守点検の評価・ 見直し等			

○○病院○○部・科

図 3-9　医療機器の保守点検の計画例

整理番号（　　）

医療機器安全管理責任者	副医療機器安全管理責任者	放射線部門責任者	担当者等

令和　　年　　月　　日

医療機器安全管理責任者　殿

（所属，保守点検実施・立ち合い者名）

医療機器の保守点検の実施（記録）について

下記のとおりを実施しましたので報告します。

記

医療機器名		
製造販売業者名 型式・型番・薬事承認番号		
設置場所（室名）		
設置年月日（使用開始日）	令和　　年　　月　　日	設置経過年数　　　　　　　年
保守点検の記録	点検年月日	令和　　年　　月　　日
	保守点検者名	（所属・会社名） （職・担当者名）
	外部委託の場合	医療法施行規則で定める基準　□　適合　□　不可
	保守点検の概要	
修理の記録	修理年月日	令和　　年　　月　　日
	修理者名	（所属・会社名） （職・担当者名）
	修理の概要	
点検・修理後の装置の動作確認	□　各部の動作等問題なし □　各部の動作等問題あり（対処方法：　　　　　　　　）	

点検項目の内容・修理の詳細については，別紙のとおり。

〇〇病院〇〇部・科

図 3-10　医療機器の保守点検の実施（記録）例

3. 医療機器の保守点検

医療機器の保守点検には，日常点検と定期点検，および故障点検がある。

1) 日常点検

日常点検は，医療機器の使用ごとに行われる比較的簡単な点検で，使用開始前に行われる始業点検，使用中に行われる使用中点検，使用後に行われる終業点検がある。

始業点検とは，使用前に機器の基本性能や安全確保のために行う点検で，外観と作動（機器の基本性能・各種安全装置・警報装置の確認，同時に使用する消耗品の準備・確認など）点検を行う。終業点検は，機器使用後に安全性・性能・劣化などの問題を発見する点検で，外観点検と機能点検，機種によっては患者の状態も含め安全に実施できたかの確認を行う。また，感染防止の面から，使用後は機器の清拭や消毒を行い，使用中においても血液や体液が付着した場合には，速やかに清拭・消毒を行う。

2) 定期点検

定期点検は，日常点検と異なり詳細な点検や消耗部品の交換などにより機器の性能を確認するとともに，次回点検まで性能の維持を確保するために行われる。そのため定期点検には，専門的知識や技術が必要とされ，点検のために必要な工具や検査機器（測定機器）などが必要であることから，通常はメーカーなどの外部に委託することが多い。

3) 故障点検

故障時の点検は，定期点検以上に専門的な知識や点検技術が必要であるため，通常はメーカーや修理業者が行う。

医療事故防止のため，医療機器の安全かつ適正な使用及び安全管理体制の確保が求められている。医療機器の保守点検には，日常点検と定期点検と故障点検とがある。装置の構造や特性による違いから機種で異なる点検項目も認められるため，各装置の添付文書や取扱説明書などを参考にするのが望ましい。そのほか，各団体などが作成している各種ガイドラインや点検チェックリストなどを参考にするとよい（法第6条の12，規則第1条の11，医政地発0612第1号，医療機器に係る安全管理のための体制確保に係る運用上の留意点について，平成30年6月12日，厚生労働省医政局地域医療計画課長通知）。

次節では，各モダリティにおける保守点検（主として日常点検）についてのあり方を示す。

③ 日常点検

1. 一般撮影

1-1 一般撮影装置

　装置の故障などにより検査が中断する，中止するなど患者への不利益が生じることがないよう日常点検を適切に実施し，装置の状況把握と共に故障の原因を未然に防ぐ必要がある（表 3-10 参照）。

　また，装置の異常に気づいた場合は，迅速に対応し，情報共有を行う。

表 3-10　一般撮影装置に係る日常点検項目（参考例）

区分	No	項目	内　容
始業点検	1	検査室内	温度（17 ～ 28℃）が使用条件を満たしていること
	2		湿度（40 ～ 70%）が使用条件を満たしていること
	3		各機器の配置が適切であり，動作範囲内に障害物がないこと
	4		検査室内が清掃，整理・整頓され，不審物などがないこと
	5		照明が点灯していること
	6		検査室の使用中灯が点灯していること
	7		患者用インターホンが正常に動作すること
	8	リネン，物品類	シーツ，カバー，検査衣などが交換・補充がされていること
	9	医療ガス	医療ガス設備（酸素や吸引など）が正常に機能すること
	10	一般撮影装置	ケーブル類に挟み込み，折れ，被覆破損などがないこと
	11		X 線管支持装置の上下，水平，回転動が正常に動作すること
	12		撮影台の機能が正常に作動・動作すること
	13		X 線絞り装置や照射野ランプが正常に動作すること
	14		X 線管ウォームアップが正常に終了すること
	15		機器のインターロックが正常に作動すること
	16		システム電源 ON 後，コンソールが正常に動作すること
	17		各種表示灯が正常に点灯し，警告やエラーメッセージが表示されていないこと
	18		異常音や異臭がないこと
	19		X 線曝射が正常に行われること（曝射音，mAs 計で確認）
	20		自動露出制御機能や X 線撮影タイマーが正常に作動すること

区分	No	項目	内容
始業点検	21	付属機器	HIS-RIS が正常に動作すること
	22		デジタル画像関連装置が正常に作動すること
	23		イメージャや現像機が正常に動作すること
	24		その他の関連装置が正常に動作すること
	25		各撮影補助用具および各固定用補助具の定数が揃っており，破損や変形，汚れがないこと
	26		X 線プロテクターの定数がそろっており，破損や汚れがないこと
終業点検	1	一般撮影装置	コンソールが正常に終了すること
	2		警告，エラーメッセージが表示されていないこと
	3		撮影ずみの画像に未転送や未処理がないこと
	4		異常音や異臭がないこと
	5		システムの時計の時刻に誤差がないこと
	6		撮影台や X 線撮影装置周辺に異物や障害物がないこと
	7		各ユニットの清掃，血液，造影剤の除去消毒などがされていること
	8		ケーブル類に挟み込み，折れ，被覆破損などがないこと
	9		撮影装置や X 線管の状態が所定のパーキング位置にあること
	10	付属機器	HIS-RIS が正常に終了すること
	11		デジタル画像関連装置が正常に終了すること
	12		イメージャや現像機が正常に終了すること
	13		その他の関連装置が正常に終了すること
	14		各撮影補助用具および各固定用補助具の定数がそろっており，破損や変形，汚れがないこと
	15		X 線プロテクターの定数がそろっており，破損や汚れがないこと

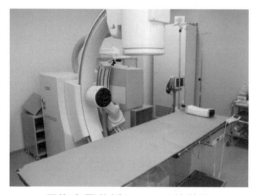

骨塩定量分析エックス線装置

2 種類のエネルギーのエックス線を利用した DEXA 法（二重エネルギーエックス線吸収法）を用いて骨密度を測定する骨塩定量分析エックス線装置も撮影用エックス線装置のひとつ。

1-2. 移動型エックス線撮影装置

表 3-11 に，移動型エックス線撮影装置の日常点検項目を示す。

表 3-11 　移動型エックス線撮影装置に係る日常点検項目（参考例）

区分	No	項目	内容
始業点検	1	保管場所	装置の動作範囲内に物が置かれていないこと
	2		装置および鍵が定常位置に置かれており，周辺が整理整頓されていること
	3	ポータブル装置	電源ケーブル及び電源プラグに傷，損傷，破損がないこと
	4		装置が清拭され，汚染物除去・消毒がなされていること
	5		X 線管の任意位置への動きがスムーズでかつ停止できること
	6		ケーブル類に挟み込み，折れ，被覆破損などがないこと
	7		ワイヤがゆるんだり素線切れがないこと（支柱部）（目視および音）
	8		X 線絞り装置や照射野ランプが正常に動作すること
	9		SID 測定メジャーが正常に動作すること
	10		バッテリーの蓄電状況表示を確認し，必要であれば充電すること
	11		走行タイヤの損傷，破損および走行に問題がない
	12		緊急停止，タッチセンサーの動作，復帰が確実に行えること
	13		X 線曝射が正常に行われること
	14		自動露出制御機能や X 線撮影タイマーが正常に作動すること
	15	付属機器	各撮影補助用具および各固定用補助具の定数がそろっており，破損や変形，汚れがないこと
	16		X 線プロテクターの定数がそろっており，破損や汚れがないこと
終業点検	1	保管場所	装置が所定の保管場所に保管されて，周辺が整理整頓されていること
	2		鍵が所定の場所に保管されていること
	3	ポータブル装置	装置の外装等に破損などがないこと
	4		装置のパーキングブレーキがかかっていること
	5		装置が清拭され，汚染物除去・消毒がなされていること
	6		各部ロックが確実になされていること
	7		充電が必要な場合は，バッテリー充電を実施すること
	8		装置の電源は切られているか，また，電源操作キーの変形などがないこと
	9	付属機器	各撮影補助用具および各固定用補助具の定数がそろっており，破損や変形，汚れがないこと
	10		X 線プロテクターの定数がそろっており，破損や汚れがないこと

第3章 ● 立入検査

1-3. CT エックス線装置

表 3-12 に，CT エックス線装置の日常点検基準を示す。

表 3-12　CT エックス線装置に係る日常点検項目（参考例）

区分	No	項　目	内　容
始業点検	1	検査室内	温度・湿度が CT 装置の使用条件を満たしていること
	2		各機器の配置が適切であり，動作範囲内に障害物がないこと
	3		検査室内が清掃，整理・整頓され，不審物などがないこと
	4		照明が点灯していること
	5		検査室の使用中灯が点灯していること
	6	設備	患者用インターホンが正常に動作すること
	7		患者監視用モニタやマイクシステムが正常に動作すること
	8		緊急コールシステムが正常に動作すること
	9	造影剤や診療材料など	造影剤や診療材料などが補充されていること
	10		患者急変時に対応するための準備が整っていること
	11		シーツ，カバー，検査衣などが交換・補充がされていること
	12	医療ガス	医療ガス設備（酸素や吸引など）が正常に機能すること
	13	CT 装置	システム電源 ON 後，コンソールが正常に動作すること
	14		各種表示灯が正常に点灯し，警告やエラーメッセージが表示されていないこと
	15		異常音や異臭がないこと
	16		ハードディスクの残容量が十分であること
	17		X 線管ウォームアップが正常に終了すること
	18		エア・キャリブレーションが正常に終了すること
	19		ガントリや寝台に破損や変形，汚れ，針などの異物や障害物がないこと
	20		ガントリチルトが正常に動作すること
	21		寝台の上下動・水平動が正常であること
	22		ガントリや寝台のインターロックが正常に動作すること
	23		患者周辺部の保護機能（タッチセンサなど）が正常に動作すること
	24		ポインターが点灯し，左右ずれがないこと
	25		ファントムをスキャンし，CT 値や SD 値が適正であること
	26		ファントムをスキャンした画像にムラがないこと
	27		ファントムをスキャンした画像にアーチファクトがないこと
	28	造影剤注入器など	造影剤注入器や CO_2 自動注入器が正常に動作すること
	29	HIS, RIS	HIS-RIS が正常に動作すること
	30	イメージャなど	イメージャや現像機が正常に動作すること
	31	PACS および WS など	PACS およびワークステーションなど，その他の関連装置が正常に動作すること
	32	撮影補助用具・固定用補助具	各撮影補助用具および各固定用補助具の定数がそろっており，破損や変形，汚れがないこと
	33	X 線プロテクタ	X 線プロテクタの定数がそろっており，破損や汚れがないこと
	34	その他	施設内の個別のスタッフ以外の人員などにより実施される可能性のある保守点検内容を把握していること。

区分	No	項目	内容
終業点検	1	CT 装置	コンソールが正常に終了すること
	2		撮影ずみの画像に未転送や未処理がないこと
	3		システムの時計の時刻に誤差がないこと
	4		警告ラベルに汚損やはがれがないこと
	5	造影剤注入器など	造影剤注入器や CO_2 自動注入器が正常に終了すること
	6	HIS，RIS	HIS-RIS が正常に終了すること
	7	イメージャなど	イメージャや現像機が正常に終了すること
	8	PACS および WS など	PACS およびワークステーションなど，その他の関連装置が正常に終了すること

1-4. 据置型透視用エックス線装置

透視室においては，透視台の起倒や逆傾斜などの転倒転落の危険度の高い動作が頻繁に行われることがあるため，装置及び環境の安全確認が重要である。

また，エックス線透視を利用した装置として，透視下で結石に焦点を合わせ，衝撃波を照射し，結石を細かく砕く体外衝撃波結石破砕装置などもある。

表 3-13 に，据置型透視用エックス線装置の日常点検項目を示す。

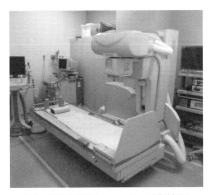

据置型透視用エックス線装置

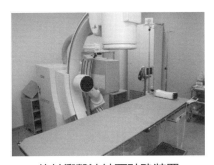

体外衝撃波結石破砕装置

第 3 章 ● 立入検査

表 3-13　据置型透視用エックス線装置に係る日常点検項目（参考例）

区分	No	項　目	内　容
始業点検	1	検査室内	温度（17〜28℃）が使用条件を満たしていること
	2		湿度（40〜70%）が使用条件を満たしていること
	3		各機器の配置が適切であり，動作範囲内に障害物がないこと
	4		検査室内が清掃，整理・整頓され，不審物などがないこと
	5		照明が点灯していること
	6		検査室の使用中灯が点灯していること
	7		患者用インターホンが正常に動作すること
	8	リネン，物品類	シーツ，カバー，検査衣などが交換・補充がされていること
	9	医療ガス	医療ガス設備（酸素や吸引など）が正常に機能すること
	10	透視装置	透視台・付属品に，危険な破損・変形・針等異物混入がないこと
	11		各ユニットが清掃され，血液，造影剤除去，消毒がされていること
	12		ケーブル類に挟み込み，折れ，被覆破損などがないこと
	13		透視台の上下動，水平動，起倒動が正常に動作すること
	14		肩当て，踏み台，握り棒などが正常な状態であること，その他備品に異常がないこと
	15		圧迫筒が正常に動作すること
	16		支持アームが正常に動作すること
	17		X線絞り装置や照射野ランプが正常に動作すること
	18		機器のインターロックが正常に作動すること
	19		システム電源 ON 後，コンソールが正常に動作すること
	20		各種表示灯が正常に点灯し，警告やエラーメッセージが表示されていないこと
	21		異常音や異臭がないこと
	22		透視が正常に行われること
	23		撮影が正常に行われること
	24		撮影した画像にアーチファクトがないこと（DR 装置のみ）
	25		ハードディスクの残り容量が十分であること（DR 装置のみ）
	26	付属機器	HIS-RIS が正常に動作すること
	27		造影剤注入器の動作および異常音がないこと
	28		イメージャや現像機，その他関連装置が正常に動作すること
	29		X線プロテクターの定数がそろっており，破損や汚れがないこと
終業点検	1	透視装置	装置・機器が正常に終了すること
	2		警告，エラーメッセージが表示されていないこと
	3		撮影ずみの画像に未転送や未処理がないこと
	4		異常音や異臭がないこと
	5		システムの時計の時刻に誤差がないこと
	6		透視台・付属品に，危険な破損，変形，針などの異物混入がないこと
	7		各ユニットの清掃，血液，造影剤の除去消毒などがされていること
	8		ケーブル類に挟み込み，折れ，被覆破損などがないこと
	9		透視台が所定の位置に戻っていること
	10		警告ラベルの汚損，はがれがないこと

区分	No	項目	内容
終業点検	11	付属機器	造影剤注入器の清掃をすること
	12		HIS-RIS が正常に終了すること
	13		イメージャや現像機が正常に終了すること
	14		その他の関連装置が正常に終了すること
	15		X 線プロテクターの定数がそろっており，破損や汚れがないこと

1-5 血管撮影装置

血管撮影室においては，C アームの寝台や医療スタッフへの接触の危険度の高い動作が頻繁に行われることがあるため，装置及び環境の安全確認が重要である。

表 3-14 に，血管撮影装置の日常点検項目を示す。

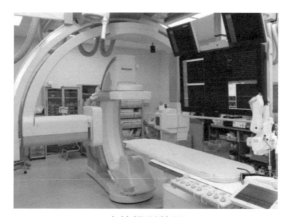

血管撮影装置

表 3-14 血管撮影装置に係る日常点検項目（参考例）

区分	No	項目	内容
始業点検	1	検査室内	温度（17～28℃）が使用条件を満たしていること
	2		湿度（40～70%）が使用条件を満たしていること
	3		各機器の配置が適切であり，動作範囲内に障害物がないこと
	4		検査室内が清掃，整理・整頓され，不審物などがないこと
	5		照明が点灯していること
	6		検査室の使用中灯が点灯していること
	7		患者用インターホンが正常に動作すること
	8	リネン，物品類	シーツ，カバー，検査衣などが交換・補充がされていること
	9	医療ガス	医療ガス設備（酸素や吸引など）が正常に機能すること

第3章 ● 立入検査

区分	No	項　目	内　容
始業点検	10	血管撮影装置	寝台・付属品に，危険な破損・変形・針等異物混入がないこと
	11		各ユニットが清掃され，血液，造影剤除去，消毒がされていること
	12		ケーブル類に挟み込み，折れ，被覆破損などがないこと
	13		寝台の上下動，水平動が正常に動作すること
	14		支持アームが正常に動作すること
	15		X線絞り装置や照射野ランプ，フィルタが正常に動作すること
	16		寝台や機器のインターロックが正常に作動すること
	17		患者周辺部の保護機能（タッチセンサなど）が正常に動作すること
	18		システム電源ON後，コンソールが正常に動作すること
	19		各種表示灯が正常に点灯し，警告やエラーメッセージが表示されていないこと
	20		異常音や異臭がないこと
	21		透視が正常に行われること
	22		撮影が正常に行われること
	23		撮影した画像にアーチファクトがないこと
	24		ハードディスクの残り容量が十分であること
	25	付属機器	HIS-RISが正常に動作すること
	26		造影剤注入器の動作および異常音がないこと
	27		イメージャや現像機，その他関連装置が正常に動作すること
	28		その他，検査・治療にかかわる関連装置が正常に動作すること
	29		各固定用補助具，その他検査にかかわる備品を確認すること
	30		X線プロテクターの定数がそろっており，破損や汚れがないこと
終業点検	1	血管撮影装置	装置・機器が正常に終了すること
	2		警告，エラーメッセージが表示されていないこと
	3		撮影ずみの画像に未転送や未処理がないこと
	4		異常音や異臭がないこと
	5		システムの時計の時刻に誤差がないこと
	6		寝台・付属品に，危険な破損，変形，針などの異物混入がないこと
	7		各ユニットの清掃，血液，造影剤の除去消毒などがされていること
	8		ケーブル類に挟み込み，折れ，被覆破損などがないこと
	9		支持アームがホームポジションになっていること
	10		寝台がホームポジションになっていること
	11		警告ラベルの汚損，はがれがないこと
	12	付属機器	造影剤注入器の清掃をすること
	13		HIS-RISが正常に終了すること
	14		イメージャや現像機が正常に終了すること
	15		その他，検査・治療にかかわる関連装置が正常に終了すること
	16		X線プロテクターの定数がそろっており，破損や汚れがないこと

2. 放射線治療

　放射線治療を正確に施行し，その治療を確実に実施するためには，投与する線量とともに治療関連機器の精度管理が必要になる。日本放射線腫瘍学会（JASTRO）は，日本における放射線治療を有効に実施するために，線量および機器管理のための保守管理プログラムを提示している。また，関連の研究会からも同様に点検項目やその頻度なども推奨されている。以下に，放射線治療関連機器の点検項目等を示す。

2-1. 診療用高エネルギー発生装置（リニアック）

　表 3-15 に，診療用高エネルギー発生装置（リニアック）の管理項目と試験頻度を示す。

表 3-15　リニアックの管理項目と試験頻度

頻度	項目		許容誤差
毎日	線量管理	線量モニタシステム校正[*1]	± 3% (X) ± 4% (e)
毎週	線量管理	線量モニタシステム校正	± 2% (X) ± 3% (e)
毎月	線量管理	電子線深部線量または校正深との線量比 対称性，平坦度（簡単な点検）	± 3%または 2 mm 1.03 (X) 1.05 (e)
	幾何学的 誤差の管理	X 線照射野数値表示と光表示	± 2 mm
		電子線照射野数値表示と光表示	± 2 mm
		ビーム軸の指示（入射点）	± 2 mm
		同　　　（射出点）	± 3 mm
		アイソセンタからの指示点の変位 （十字ワイヤ，フロント，バック，サイドポインタなど）	± 2 mm
		線源アイソセンタ距離	± 2 mm
		治療台の垂直上下[*2]	± 2 mm
		治療台アイソセントリック回転[*2]	2 mm
6 か月～ 毎年	線量管理	線量モニタシステム再現性	± 0.5% (X,e)
		線量モニタシステム直線性	± 2% (X)

167

第3章 ● 立入検査

頻度	項目		許容誤差
	幾何学的誤差の管理	1日の安定性	± 3%（e） ± 2%（X）
		X線深部線量または校正深との線量比	± 3%（e） ± 2%または 2 mm
		平坦度（精密な点検）	1.06（X）
			15mm（e）
		アイソセンタからのビーム軸の変位	± 2 mm
毎年	線量管理	線量モニタシステム架台角度依存性	± 3%（X,e）
		同　　　　運動照射中の安定性	± 2%（X,e）
		同　　　　運動照射の終了位置	± 5%（X），3°
		架台角度による深部線量安定性	± 2 mm（X,e）
		深部線量曲線	± 2%（X,e）
		出力係数	± 2%（X）
	幾何学的誤差の管理	照射野限定システムの平行・直角性	± 0.5°
		架台回転　　　　　　　　目盛りのゼロ位置	± 0.1°
		放射線ヘッドの横揺れ，縦揺れ　目盛りのゼロ位置	± 0.1°
		照射野限定システムの　　　目盛りのゼロ位置	± 0.5°
		治療台のアイソセントリック　目盛りのゼロ位置	± 0.5°
		治療台の天板の　　　　　　目盛りのゼロ位置	± 0.5°
		治療台の天板の横揺れ，縦揺れ　目盛りのゼロ位置	± 0.5°
		治療台の天板の縦方向の剛性	5 mm

（X）はエックス線，（e）は電子線を示す

＊1 X線および電子線の各1種類の公称エネルギーについて始業前点検を推奨

＊2 治療患者位置決めに利用する場合出典：日本放射線腫瘍学会 QA 委員会：外部放射線における Quality Assurance（QA）システムガイドライン．日本放射線腫瘍学会誌，11（suppl. 2），24，2000.

出典：日本放射線腫瘍学会 QA 委員会：外部放射線における Quality Assurance（QA）システムガイドライン．日本放射線腫瘍学会誌，11（suppl. 2），24，2000.

2-2. 診療用粒子線照射装置

メーカーが関与する保守管理以外に装置ユーザーが主体的に行うべき QA 項目について示す。装置 QA 項目は以下の 5 つのカテゴリーに分類した。

①線　量　系：治療ビームの出力管理に関する項目（表 3-16）
②幾 何 学 系：装置や患者の位置合わせ，照射野形成などに関する項目（表 3-17）
③位置照合系：患者位置合わせの際に使用する画像装置に関する項目（表 3-18）
④呼吸同期系：呼吸同期を行う際に実施が必要となる項目（表 3-19）
⑤安全装置系：インターロックなど安全装置の項目（表 3-20）

表 3-16　線量系の QA 項目

頻度	項　　目	即時対応レベル 許容値	調査レベル 許容値
毎日	出力の定常性	2%	1%
	副線量モニタの定常性	2%	1%
毎月	出力の定常性	2%	1%
	軸外線量比の定常性	1%	0.5%
	飛程の定常性	1 mm	0.5 mm
毎年	平坦度の変化	1%	0.5%
	対称性の変化	2%	1%
	モニタ線量計の校正	1%	0.5%
	モニタの直線性	2%	0.5%
	出力定常性の線量率依存	2%	0.5%
	出力定常性のガントリ角度依存	1%	0.5%
	軸外線量比定常性のガントリ角度依存	1%	0.5%
	深部線量百分率（PDD）の測定 ベースラインとの差	2%	1%
	SOBP 内の平坦度（絶対値）		3%

出典：日本放射線腫瘍学会・日本医学物理学会・日本放射線技術学会：粒子線治療装置の物理・技術的 QA システムガイドライン（粒子線 QA2016）. 23, 2016.

第3章 ● 立入検査

表3-17　幾何学系のQA項目

頻度	項　目	即時対応レベル 許容値	調査レベル 許容値
毎日	レーザ位置	1.5 mm	1 mm
	マルチリーフコリメータ開口時のリーフ位置	1 mm	0.5 mm
毎月	ガントリ角度表示	1°	0.5°
	クロスワイヤ中心位置	1 mm	0.5 mm
	治療台の位置表示：平行移動	1 mm	0.5 mm
	回転角度	1°	0.5°
	補償フィルタ位置	1 mm	0.5 mm
	患者コリメータ位置	1 mm	0.5 mm
	コリメータ角度表示	1°	0.5°
毎年	ビームアイソセンタ位置	2 mm	1 mm
	ビーム中心とメカニカルアイソセンタの一致	2 mm	1 mm
	ビーム中心とX線画像中心の一致	2 mm	1.5 mm
	治療台のアイソセンタ位置（半径で判定）	2 mm	1.5 mm
	治療台のたわみ	2 mm	1.5 mm
	治療台の最大移動距離	2 mm	1 mm
	SOBPフィルタの外観	異常なし	
	レンジシフタの外観	異常なし	
	スノート位置	2 mm	1 mm
	クロスワイヤ中心位置（建屋基準）	1 mm	0.5 mm

出典：日本放射線腫瘍学会・日本医学物理学会・日本放射線技術学会：粒子線治療装置の物理・技術的QAシステムガイドライン（粒子線QA2016）. 25, 2016.

表3-18　位置照合系のQA項目

頻度	項目	即時対応レベル 許容値	調査レベル 許容値
毎日	X線画像表示座標	1 mm	0.5 mm
	X線画像中心とレーザの中心との一致	2 mm	1 mm
毎月	目盛りの精度	2 mm	1 mm
毎年	画像の歪み補正	ベースラインとの差が小さいこと	
	画質の確認	ベースラインとの差が小さいこと	
	X線線質確認	ベースラインとの差が小さいこと	
	被ばく線量	ベースラインとの差が小さいこと	

出典：日本放射線腫瘍学会・日本医学物理学会・日本放射線技術学会：粒子線治療装置の物理・技術的QAシステムガイドライン（粒子線QA2016）, 27-28, 2016.

表 3-19　呼吸同期系の QA 項目

頻度	項目	即時対応レベル 許容値	調査レベル 許容値
毎月	ビーム出力の定常性	2%	1%
	呼吸位相，振幅によるビーム制御	動作確認	
	室内呼吸モニタシステム	動作確認	
	ゲートのインターロック	動作確認	
毎年	飛程の定常性	1 mm	0.5 mm
	ゲートオン / オフとビームオン / オフの時間精度	50 ms	25 ms
	位相 / 振幅ゲートオンの時間精度	100 ms	
	位相 / 振幅のサロゲートの校正	100 ms	
	インターロック試験	動作確認	

出典：日本放射線腫瘍学会・日本医学物理学会・日本放射線技術学会：粒子線治療装置の物理・技術的 QA システムガイドライン（粒子線 QA2016），28-29，2016.

表 3-20　安全装置系の QA 項目

頻度	項　目	許容値
毎日	扉インターロック	動作確認
	扉開閉中の安全性	動作確認
	音声画像モニタ	動作確認
	放射線エリアモニタ	動作確認
	ビームオン表示	動作確認
	スノートの衝突インターロック	動作確認
	X 線装置の衝突インターロック	動作確認
	患者用コールボタン	動作確認
毎年	緊急停止機構の動作確認	動作確認

出典：日本放射線腫瘍学会・日本医学物理学会・日本放射線技術学会：粒子線治療装置の物理・技術的 QA システムガイドライン（粒子線 QA2016），30，2016.

2-3.　サイバーナイフ

　定位放射線治療は，高い精度にて近接する正常組織の障害を最小限とし，病変部に対し高線量を投与する放射線治療である。サイバーナイフは定位放射線治療専用装置であり，1 回あるいは小分割により高線量を病変部に集中させる治療を行うため，不十分な機械的精度などは，ときに重篤な結果をもたらし致命的ですらありうる。そのため，通常の放射線治療装置よりも格段に厳しい機械的精度が要求される。なお，サイバーナイフは規則第

30条の5によって診療用高エネルギー放射線発生装置に区分される。

また，定位放射線治療では，①位置計測精度，②機械的精度，③正確で最適な線量分布，④患者の安全対策など主に4つの項目が日常のquality assurance（QA）により保証されなければならない[1]。現在のところガンマナイフあるいはリニアックによる定位放射線治療に対するQAの指針となるものはAAPM，日本医学物理学会などより出されている。

サーバーナイフにおいてはその製造者であるアキュレイにより指針となるものが最近になり作成されたが，ユーザーの間にいまだ浸透していないのが現状である。

ここでは，定位放射線治療装置として必要なサイバーナイフのQA，精度について述べる。まずアキュレイが提唱しているQA項目とそれ以外の施設で実施してきたQA項目を示し，最後にサーバーナイフの精度について提示する。

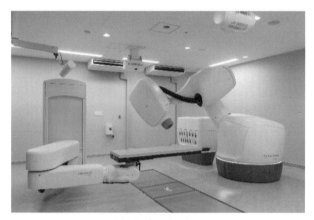

サイバーナイフ

以下に，アキュレイの推奨するQA項目とその頻度を示す。

1）毎日のQA
① system status check：リニアックに関するパラメータのチェック。
② linac output constancy check：モニタ線量計の校正。サーバーナイフのモニタ線量計は非密封型のイオンチェンバーを使用しているため，その日の気温・気圧の影響を受ける。そのため毎日，線量計の校正を行う必要がある。
③ safety interlock check：安全インターロックのチェック（ドアインターロックや緊急停止ボタンなど）。

2）毎月のQA
④ beam parameters check：ビームの分布特性のチェック（ビームの対象性，平坦度，半影）。
⑤ robot mastering check（visual）：ロボットの座標系に変化がないことを目視で確認。

⑥ visual targeting check：すべてのサブシステム(CT, 治療計画装置, 位置認識システム, ロボット, リニアック) の精度を目視によりチェック。ファントムに直径約 2 mm の ビーズをつけ, 治療同様に CT 撮影を行い, すべてのビームがビーズの中心をねらう 照射計画を立てる。このファントムを治療同様にセットアップし治療同様にロボットを 動かす。このとき, リニアックから X 線の中心軸に一致したレーザーを出し, これがビー ズの中心をねらうかどうかを目視により確認する。これは, BB テストとよばれるもの で, X 線の代わりにレーザーでねらわせること以外は通常の治療と同じ過程で行われる。

⑦ imaging alignment：位置認識用イメージシステムの幾何学的アライメントのチェッ ク。

⑧ beam energy (TPR 20 10 or PDD 20 10)：TPR20,10 あるいは PDD20,10 によ るエネルギー変動のチェック。

⑨ film phantom targeting test：このテストは "end to end test" とよばれるもので, CT 撮影, 治療計画装置, 位置認識システム, ロボット, リニアックなどすべてを含ん だ幾何学的照射精度を評価するもので, この後の精度について述べた部分で詳細な方法 を説明する。

3) 四半期ごとの QA

⑩ target locating system tracking test：位置認識システムの精度チェック。ファント ムをいくつかの異なる位置に移動し, そのときの位置認識システムの認識位置を観察す る。

⑪ linac laser mechanical alignment check：リニアックからの X 線の中心軸に一致し たレーザーの機械的なアライメントチェック。

⑫ linac laser/radiation field alignment check：リニアックからの X 線中心軸とレー ザーの一致度のチェック。

4) 1 年ごとの QA

⑬ beam commissioning spot checks：X 線の深部線量・分布特性のチェック。

⑭ treatment planning system tests：治療計画装置上での CT 画像の位置情報のチェッ ク。計算アルゴリズムのチェック。

⑮ Beam Calibration Check：AAPM などに則り絶対測定を行い, 日常使用するファン トムとのクロスキャリブレーションをチェック。

⑯ safety systems tests：すべての安全インターロックの動作をチェック。

⑰ robot mastering：ロボットの座標系に変化がないことを電気的に確認。

⑱ couch indexing accuracy：治療台の位置表示の精度チェック。

施設では, いくつかの項目は定期点検の際に設置・メンテナンス会社により実施して もらうものもあるが, ほぼ全項目に関して実施できている。また, ⑥の visual targeting

173

check に関しては，すべての治療が安全に行えることを確認するため治療前に毎日実施している。⑨の film phantom targeting test は患者治療のシミュレーションとして行えるテストでもあるので，治療開始当初はすべての症例でこのテストを行っていたが，誤差の傾向がつかめたところで週 1 回のチェックとした。線量・線量分布のチェックは不定期で行っていたが，今後は週 1 回の film phantom targeting test と同時に実行することを考えている。

これらの項目以外に症例ごとに治療前の MU チェック，治療後に治療時の照射線量，ロボット位置をシステムに残された log より確認をしている。

2-4. ガンマナイフ

1）ガンマナイフにおける QA ガイドラインの必要性

わが国におけるガンマナイフ（以下 GK）治療において，QA は各施設の判断で独自に施行されているのが現状である。それは GK がすでに完成された定位放射線治療装置であり，コバルト線源を固定で使用し，さらには中心誤差がゼロコンマ数ミリであり，GK 治療ではほとんど誤差がないものとして治療を行っていることに要因があるように思われる。しかし，GK は定位放射線治療装置の 1 つであることはいうまでもなく，したがって QA は必須であると考えられる。これらのことを鑑みると，現在各施設で施行されている QA を統一し，全施設にて共有しうる QA ガイドラインの作成が必要である。なお，ガンマナイフは規則第 30 条の 6 によって診療用放射線照射装置に区分される。

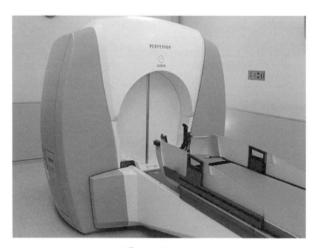

ガンマナイフ

2）線量の統一と評価

放射線治療においてはリニアック同様全施設による吸収線量の統一が不可欠である。各施設間における吸収線量測定の質を確保するため，医療用線量標準センターにより校正さ

れた線量計を用い，ユーザー自らによって線量測定を施行すべきである。また，線源の脱落，機器の不具合などの可能性も考慮に入れる必要がある。

[方　法]

①付属の直径 16 cm の球形ファントムの中心に校正された検出器をセットしファントムを取り付ける。

②全セクターにて 16 mm コリメータを選択し，寝台を幾何学的中心 $(X, Y, Z) = (100, 100, 100)$ に移動させる（model B,C：18 mm コリメータをヘルメットサポート支柱に取り付け，X 座標読み値を 100.0 ± 0.1 mm になるように設定）。

③計測はシャッター開閉の端効果が無視できるよう十分時間をおいて測定を開始する。

④測定は 10 回繰り返し，値は平均する。

⑤治療計画装置の値との比較を行う。

⑥前回測定値からの計算値との比較を行う。

3) 線量計の校正

GK 用線量計を直接校正する，または校正されたファーマー線量計を用い GK 用の線量計を比較校正する。校正は少なくとも 2 年に 1 度は行わなくてはならない（可能であれば 1 年に 1 度の校正を推奨）。

[装置本体の QA]

4) タイマの確認と校正

GK の線量はすべて時間で制御されており，タイマの安定性，直線性および精度の確認は必須である。また，タイマの端効果も確認する必要がある。

[方　法]

①付属の直径 16 cm のファントム中心に検出器をセットしファントムを取り付ける。

②全セクターに 16mm コリメータを選択，寝台を幾何学的中心 $(X, Y, Z) = (100, 100, 100)$ に移動させる（model B, C, 4C：18 mm コリメータをヘルメットサポート支柱に取り付け，X 座標読み値を 100.0 ± 0.1 mm になるように設定）。

③線量計をセットする。

④タイマの安定性および再現性は，タイマに一定時間をセットし数回測定しその指示値の平均±標準偏差を求める。

⑤直線性は 3 点以上のタイマ設定値に対する直線性を求める。

⑥タイマ端効果はタイマに時間 t をセットし照射する。もう一度時間 t をセットし重複照射しその指示値を M1 とする。次に時間 2t をセットして照射し，その指示値を M2 とする。タイマ端効果 M0 は M1 − M2 である。

⑦タイマの精度は 10 分以上の時間設定を行い，校正された時計と 3 回測定し比較する。

第 3 章 ● 立入検査

5）APS または PPS QA テスト

APS QA テストは APS（automatic positioning system：GK に具備されている自動位置合わせ装置である。患者の頭部のみを移動させることができる）の位置精度確認としてメーカー推奨として行われてきている。これらは位置精度確認としては十分とはいいきれないが，ある一定の精度確認の役割は果たしている。APS QA テストは毎週およびAPS/ トラニオンの交換ごと，PPS QA テストは毎週行うことを推奨する。

perfexion PPS（patient positioning system）focus precision テストは 1 か月に 1度の実施がメーカーより推奨されているが，全自動で 5 分程度のため毎日の始業前点検として実施することを推奨する。PPS（patient positioning system：GK に具備されている自動位置合わせ装置である。APS と異なり，寝台が直接，照射位置まで移動するしくみをもつ）は，あらかじめ設定された座標系をもち，その座標系に従って自動的に位置を制御する。PPS の座標系の中心（メカニカルアイソセンター）と perfexion の照射中心が一致していることは非常に重要である。

6）コリメータヘルメット確認

付属品のヘルメットテストツールを用いコリメータヘルメット自体の歪みやトラニオンの歪みなどを確認する。

7）焦点中心精度（簡易的）

焦点中心精度はいったん正確な放射線焦点位置が確立すれば，頻回な新たな計測は必要ではないが，なんらかの原因でトラニオンなどが破損することにより誤差を生じてくる。また，GK はコリメータ焦点中心にターゲットを移動させることで照射する装置であるため，焦点中心精度を計測することは非常に重要である。

［方法］

①フィルムを 20 mm × 20 mm に切断してフィルムホルダーに入れ，ホルダに内蔵されている針を押すことによりフィルム上に機械的焦点位置を確定する。

②4 mm コリメータヘルメットを装着する。

③照射する。

④機械的焦点位置との誤差を測定する。

［治療計画装置の QA］

8）実寸と治療計画装置上のサイズ確認

MRI や CT 画像を治療計画に取り込んだ際に，実寸とのサイズ確認が必要であることはいうまでもない。

［方　法］

①既知の物を MRI および CT 撮影する。

②ガンマプランにて測定比較する。

9) 時間（日数または月数）による線量 - 照射時間関係の評価（治療計画装置上）

線量測定にて時間経過による正しい線量率は（2）で評価しているが, 治療計画上においてもそれが正しく反映されているかの確認は重要である。

[方　法]

ファントムに 1 shot の治療計画を作成し, 定期的に照射時間が ^{60}Co の減衰分に応じて延長しているか確認する。または, 以前に治療した症例を再度現時点で計算し直した際に, 照射時間が ^{60}Co の減衰分に応じて延長していることを確認する。

10) 相対コリメータ係数の確認（治療計画装置上）

コリメータごとに相対コリメータ係数が与えられている。治療計画装置にこの係数が正しく反映されているかどうかの確認は重要である。

[方　法]

①任意の治療計画にて 18 mm（パーフェクションは 16 mm）1 shot の new plan を作成する。この際, 計算領域の中心座標, shot 座標を同一にする

②計算領域を最小値：0.1 にする。

③ plan summary にて照射時間を確認する。

④ 1 shot のコリメータサイズのみを変更し, 各コリメータにて照射時間を確認する。

⑤ 18 mm（パーフェクションは 16 mm）の照射時間に対する各コリメータの照射時間の相対比を求める。

⑥与えられている相対コリメータ係数と比較する。

[周辺機器の QA]

11) インジケータ BOX の確認

CT, MRI を問わずインジケータ BOX は座標を決定するうえで重要であり, インジケータ BOX の歪み, 破損, 気泡混入などは位置誤差につながる。

12) フレームの歪み確認

フレームの歪みはフレーム装着後の画像取得を困難にするおそれがあるため, フレームの歪みを確認することは非常に重要である。歪みの確認についてはフレームの CT 撮影を行い, DICOM viewer などにより角度を計測する。

[その他]

以下の項目は GK 治療の精度管理とは若干異なるが, QA としては定期的に実施する必要がある。

第3章 ● 立入検査

13）漏えい線量の評価

GKは^{60}Co 線源を用いているため，漏えい線量の評価及び適切な管理は必須である。評価方法は法に準ずる。

14）シャッター動作確認

開口部シャッターが全開後に寝台が動き出すこと，また寝台が neutral position に戻り停止した後に閉口することを確認する。また，完全閉口が確実かどうかの確認も必要である。これには閉口時にサーベイメータなどにより線量測定するのも1つの方法である。

15）コリメータ固定（モデルB，C）

コリメータセンタの動作確認として，コリメータ固定が不完全な状態では照射が開始し得ないことを確認する。

16）ドアインターロック

17）緊急停止機構の確認

2-5. RALS

遠隔操作式後充填装置（RALS）の点検項目を表 3-21 に示す。なお，RALS は規則第 30 条の 6 によって診療用放射線照射装置に区分される。

表 3-21　RALS の点検項目

頻度	項目	許容誤差	
		許容レベル	介入レベル
電源投入時	セルフテストの正常終了	正常動作	
	時刻や線源強度などの表示項目	正常動作	
	電子カルテや RIS などのネットワーク関連機器との接続	正常動作	
	患者監視カメラと通話装置の動作	正常動作	
	工具などの緊急用備品の有無とサーベイメータの動作	正常動作	
	照射室の使用中ランプの点灯	正常動作	
テスト照射設定時	HDR 装置の破損有無	異常なし	
	移送チューブのねじれ，破損有無	異常なし	

頻度	項目	許容誤差	
		許容レベル	介入レベル
テスト照射時	ドアインターロック	正常動作	
	エリアモニタの動作	正常動作	
	簡易的な線源停止位置精度	≦ 1 mm	> 2 mm
	照射室と操作卓の照射中ランプの点灯	正常動作	
	タイマによる照射終了	正常動作	
テスト照射終了後	照射室と操作卓の照射中ランプの消灯，線源収納	正常動作	
	治療システムの異常有無	正常動作	
3月ごと	非常バッテリの動作	正常動作	
	HDR 装置と移送チューブ間の接続インターロックの動作	正常動作	
	治療中断・緊急停止ボタンの作動と再開	正常動作	
	アプリケータの閉塞による線源引き戻し試験	正常動作	
	水没試験によるアプリケータの気密性	異常なし	
線源交換ごとまたは 6 月ごと(いずれか短い期間)	電離箱による線源強度測定	≦ 3.0%	> 5.0%
	簡易的な装置本体からの漏れ線量測定	異常なし	
	線源停止位置精度の詳細な評価	≦ 1 mm	> 2 mm
	手動線源引き戻し機構の動作	正常動作	
	線源位置移動時間の不変性（タイマの端効果）	≦ 10%	> 20%
	タイマの時間精度	≦ 1%	
1 年ごと	詳細な装置本体からの漏れ線量測定	異常なし	
	移動チューブの寸法測定	≦ 1 mm	> 1 mm
	チェックケーブルやアプリケータなどの放射能汚染検査	汚染なし	
	線源駆動部やセンサなどの異常の有無※	異常なし	
	システムの配線，コネクタの緩みや亀裂などの異常の有無	異常なし	
	コンピュータウィルスのチェック※	異常なし	
	エラーログの解析	異常なし	

※機器の故障や重大な事故につながることがあるため，実施の可否や方法について，あらかじめメーカーと協議を必要とする。

出典　日本放射線腫瘍学会小線源治療部会ワーキンググループ：密封小線源－診療・物理 QA ガイドライン．48-49，2013．

第 3 章 ● 立入検査

3. 核医学

3-1. 核医学撮像装置（ガンマカメラ）

3-1-1. 日常点検

　核医学撮像装置（ガンマカメラ）は，医療機器としての保守点検を適正に実施することが義務づけられている。ガンマカメラには，単一結晶型もしくは離散型ピクセル検出器が普及しており，それらを使用した SPECT およびホールボディ測定機能を含むガンマカメラの安全性の保守点検基準（JESRA X-0071 ＊ C^{-2017}）や性能の保守点検基準（JESRA X-0067 ＊ C^{-2017}）が，日本画像医療システム工業会規格によりそれぞれ規定されている。

　本体性能の保守点検の項目と手順は，日常点検と定期点検に分けられる。日常点検は，主に使用者が始業時に目視確認などで実施するもので，①目視によりエネルギーピークの確認，②目視による均一性の確認，③目視による SPECT 回転における異常の確認を行う。

1）目視によりエネルギーピークの確認

　目的：使用される核種に合わせたエネルギーピークが得られているかどうかを確認する。

　方法：患者に投与する核種（薬剤）を検出器視野内に設置し，エネルギーピークを確認する。このとき，可能ならばバイエル瓶またはシリンジを利用することが望ましい。計数率は 20 kcps を超えないことが望ましい。コリメータ装着での収集患者からの放射線による収集では，エネルギーピークにずれを生じる可能性があるので注意を必要とする。

　確認：使用する核種で想定されるエネルギーピークに合致しているかどうかを確認する。

　対処：エネルギーピークがずれている場合，エネルギーウィンドウの変更など，修正が簡単に可能な場合は修正する。修正できないほどずれている場合は，保守・校正を行う。

2）目視による均一性の確認

目　的：検出器の故障を簡易的に発見する。

方　法：測定方法および収集条件の具体例を以下に示す。測定時には検出器視野周辺に放
　　　　射性物質やそれらによる汚染などがないことを確認する。

①バックグランドを使用する場合

・マトリクスサイズ：64 × 64

・エネルギーウィンドウ：140keV ± 30% ＊）

・収集時間：static で 15 分間

＊可能なかぎり広いエネルギーウィンドウ設定が好ましい。

②面線源を使用する場合

・マトリクスサイズ：256 × 256 または 512 × 512

・エネルギーウィンドウ：臨床条件と同じ設定

180

・収集時間：static で 3 ～ 5 分程度（検出器ごと）

＊計数率は 20kcps を超えないことが望ましい。

③バイエル瓶，シリンジなどを使用する場合（検出器から有効視野〔useful field of fview：UFOV〕の 5 倍程度離すのが望ましい）

・マトリクスサイズ：256 × 256 または 512 × 512

・エネルギーウィンドウ：臨床条件と同じ設定

・収集時間：static で 3 ～ 5 分程度（検出器ごと）

＊計数率は 20kcps を超えないことが望ましい。

確　認：収集画像を表示し，表示条件を調整しながら視野内に異常なホットスポット，コールドスポット，割れ，歪みがないかを確認する。

対　処：画像に異常が発見された場合，PMT の出力不良，シンチレータの割れ，コリメータの損傷などが考えられるので，保守・校正を行う。

3）目視による SPECT 回転における異常の確認

目　的：SPECT 収集を行うガンマカメラについては，SPECT 回転中に画像シフト，回転中心ずれなどの異常がないかを確認する。

方　法：収集する線源（バイエル瓶，シリンジ）を検出器視野内に設置する。このとき，回転中心軸からラジアル方向に 10 cm 程度ずらして置くのが望ましい。SPECT 収集条件は臨床条件に準じる。以下に収集条件の一例を示す。

・ステップ角度：6 度（60 ステップ / 回転）

・カメラ回転方式：ステップ回転または連続回転

・収集時間：10 秒 / ステップ（1 検出器では約 10 分，2 検出器では約 5 分，3 検出器では約 3 分半の収集時間となる）

・マトリクスサイズ：64 × 64

・収集倍率：1 倍

確　認：収集された投影データをシネ表示で回転させ，異常な上下動，左右動がないかを目視で確認する。また画像を再構成し，正常に再構成ができているか（点になっているか）を目視で確認する。

対　処：シネ表示で，異常な上下動，左右動が明らかである場合や，再構成画像が点にならない場合は，検出器がチルトしていないか，コリメータが正常に装着されているかを確認する。これらが確認できなければ，軸ずれ補正が正常に行われていないか，装置の故障の可能性もあるので，保守・校正を行う。なお，点線源（線線源）の収集が困難な場合は，収集した患者データをシネ表示することでもある程度は確認が可能である。

第3章 ● 立入検査

3-1-2. 毎月点検等（定期点検）

定期点検は，所定の期間ごとにガンマカメラの性能測定法と表示法（JESRA X-0051
＊C^{-2017}）で規定した手法で行う数値的な評価である。

表 3-22 に，点検項目を示す。

表 3-22　定期点検項目

性能点検項目		保守基準値	頻度
固有均一性（CFOV）	微分値	使用値の 1.5 倍以内	毎月
	積分値		
SPECT 回転中心ずれ		0.5 ピクセル以内	毎月
SPECT 均一性		目視にてアーチファクトがないこと	6 月ごと

備考：本記載内容は推奨であり，業者が指定する基準で実施することを妨げるものではない。

また，共通点検条件は表 3-23 のとおりであるが，業者の指定がある場合にはそれに従う。

表 3-23　点検条件

項　目	条　件
電源電圧	定格電圧± 10V 以内
周囲温度	22 ± 10℃
温度変化	3℃ /h 以下
相対湿度	50 ± 20%
大気圧	1013 ± 50hPa
接地抵抗	100 Ω以下

1）固有均一性

コリメータを装着しない状態で検出器固有の均一性を，有効視野（useful field of
view：UFOV），中心視野（center field of view：CFOV）について，積分均一性およ
び微分均一性に分けて測定する。積分均一性は UFOV，CFOV で最大ピクセルカウン
ト差を測定する。微分均一性は 5 ピクセルの範囲で，最大の偏差を測定する。この測定
は離散型ピクセル検出器に適用される。コリメータが外せないシステムは面線源を使用す
る。

（1）使用線源およびファントム

使用線源は ^{99m}Tc を使用した点線源を鉛シールドに入れて使用する。線源として ^{99m}Tc
以外の核種を用いた場合には別に明記する。放射能（線源強度）は計数率が 20kcps 以
下になるようにする。なお，^{57}Co 面線源の使用については「表示付認証機器 ^{57}Co 面線源

182

の安全取扱いに関するガイドライン（日本核医学技術学会）」を参照のこと。

従来の規定では，臨床利用に付随した装置の品質管理目的でのRIの利用は想定していなかったが，精度管理のために行う使用実態を考慮し，医政発0315第4号の通知で，核医学撮像装置の精度管理と放射線診療従事者の職業被ばく防護についての記述がなされているので注意が必要である。

(2) コリメータ

本測定でコリメータは使用しない。コリメータをはずした検出器上にUFOVを囲む厚さ3mm以上の鉛マスクをつける。

(3) 機器の配置

線源はUFOVの中心軸上に位置し，検出器間距離はUFOVの最大径の5倍とする（図3-11）。

(4) 測定方法

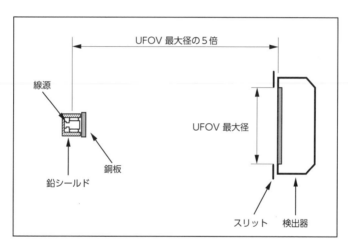

図3-11　固有均一性測定の線源位置

エネルギーウィンドウ幅は臨床使用の値もしくはメーカーの推奨値を使用する。使用した値は報告に記載する。画像の中心で1ピクセルの値が10000カウント（10 kc）以上になるように収集する。ピクセルサイズは6.4mm±30％とする。ピクセルサイズが規定のサイズと異なる場合は，その旨を明記する。

(5) 解析方法

得られたUFOVエッジのデータでCFOV内平均ピクセル値の75％未満のピクセル値は0に置き換える。さらに0カウントに置き換えられたピクセルに直接に接している4つのピクセルも0に置き換えられる。残っている0でないピクセルが計算の対象になる。得られたデータは9点加重平均を1回行う。UFOV，CFOVの各視野において，次式から積分均一性を算出する。ここで最大値，最小値は，全視野内での最大，最小のピクセル値とする。

UFOV，CFOVの各視野内において，次式による5ピクセル単位での最大，最小ピク

第 3 章 ● 立入検査

セル値から均一性（最大偏差）を算出する。この 5 ピクセル単位での均一性（最大偏差）を 1 ピクセルずつずらして繰り返し計算する。計算は X 方向，Y 方向の 2 つで行う。すべての均一性（最大偏差）で最大の値を視野における微分均一性とする。

(6) 表示（報告）方法

積分均一性，微分均一性については，UFOV，CFOV それぞれに対し，±百分率で表示する。測定した条件が異なる場合は，その旨を記録する。

2）SPECT 回転中心ずれ

SPECT 撮像システムでは，システムの機械的回転中心で収集された画像の横断面アライメントが正確な SPECT 再構成を行ううえで重要である。同様に，多検出器 SPECT 撮像システムには，個々の検出器の体軸アライメントも重要となる。多くのシステムでは，画像収集過程で自動補正機能が組み込まれている。これらの補正は，自動補正値がメーカーにより推奨された標準の臨床の手順で得られ，適用される。この試験は，離散型ピクセル検出器にも適用する。測定法は JESRA　X-0051 ＊ B^{-2009} を参照のこと。

3）SPECT 均一性

SPECT 画像の均一性は均一に線源を封入した円柱ファントムを用いて定性的な確認を行う。再構成された SPECT 画像は参照画像を基準にして目視で比較評価する。収集条件および処理条件（収集カウント，ファントム位置，検出回転半径，コリメータ，投影数，再構成フィルタ，前処理フィルタなど）は参照画像と同一条件を用いる必要がある。なお，参照画像は，業者から提供の画像，施設で定めた基準の画像，経時的変化を確認できる画像（前回測定画像など）などで，比較可能なものであればよい。

また，使用者が実施する安全性の点検項目，保守基準値および点検頻度は表 3-24（JESRA X-0071 ＊ C^{-2017} 項目と保守基準点検頻度）のとおりである。

表 3-24　点検項目と保守基準・点検頻度

点検項目	保守規準	点検頻度 ☆測定の都度	◎毎日
ケーブル類	巻き込みや絡み，異常捻れがないこと	☆	◎
装置周辺	装置の動作範囲内に障害物がないこと	☆	
	装置の周辺が整理整頓されていること		◎
	装置及び周辺で放射性物質による汚染がないこと	☆	
装置外観	装置の外観に破損，異物，突起，変形などがないこと		◎
架台，検出器	被覆（カバー）に破損，めくれ，ほつれなどがないこと		◎
	指定通りに動作すること。動作中に異常音，異常振動，異臭などがないこと。		◎

184

スピーカ／マイク	患者用スピーカから明瞭に音が聞こえること。患者用マイクから明瞭に音が伝わること		◎
レール	異物がないこと。破損，突起，変形がないこと		◎
寝台／天板	指定通りに設置・固定されていること	☆	
	破損（ひび割れ），突起（シャープエッジ），変形などがないこと		◎
	指定とおりに動作すること。動作中に異常音，異常振動，異臭などがないこと		◎
ヘッドレスト	取り付け部を含め，破損（ひび割れ），突起（シャープエッジ），変形などがないこと。固定にがたつきがないこと		◎
コリメータ（外観）	破損，突起，変形などがないこと		◎
コリメータ	コリメータが正しく固定されていること	☆	
非常停止スイッチ	全ての非常停止スイッチが動作可能であること		◎
接触安全スイッチ	全ての接触スイッチが機能していること		◎
操作スイッチ	全ての操作スイッチが正常に動作すること		◎
ブレーキ，ロック	緩み，がたつきがなく固定できること		◎
データ保存ディスク	データ保存用のハードディスク容量が十分に空いていること	☆	
周辺機器	正しく本体と接続されていること		◎
エラー表示	全ての表示において，エラーメッセージが表示されていないこと	☆	

--Q&A--

Q　ガンマカメラの日常点検用の線源として ^{57}Co 面線源を購入しました。どのような管理方法が必要でしょうか。

A　表示付認証機器のため使用開始後 30 日以内に原子力規制委員会に届け出ます。密封線源の安全取扱いとして RI 規制法施行規則第 15 条 1 を遵守しなければなりません。また，標識を付した専用の容器に収納して保管します。（表示付認証機器 ^{57}Co 面線源の安全取扱いに関するガイドライン，日本核医学技術学会）。

第3章 ● 立入検査

3-2. 陽電子放射断層撮影装置（PET）

　PET 装置の性能劣化による画像診新情報の低下を防ぐため，性能の保守点検基準と被検者や操作者の安全を確保するためにも不可欠な PET 装置の安全性の保守点検基準は，PET 装置の保守点検基準（JESRA TI-0001 ＊ B^{-2017}）に規定されている。

　この点検項目が対象とするのは，日常診断に使用されている核医学診断用ポジトロン CT 装置，X 線 CT 組合せ型ポジトロン CT 装置（PET/CT）や MR 組み合わせ型ポジトロン CT 装置（PET/MR）である。

　ポジトロン CT の「性能の保守点検基準」としての基本的な測定項目と保守基準値，測定頻度を，表 3-25 に示す。

表 3-25　ポジトロン CT の性能の保守点検基準

性能点検項目	目　的	測定頻度
daily QC	PET 検出器の異常を確認	始業点検に合わせて
ノーマライズ / クロスキャリブレーション	PET 検出器感度補正及び PET 値の校正	製造販売業者の定める方法
SUV 確認	PET 装置とドーズキャリブレータ間の校正を確認	クロスキャリブレーションを行った直後

　方法については，daily QC とノーマライズ / クロスキャリブレーションは製造販売業者の定める方法に従う。SUV 確認はクロスキャリブレーションを行った直後に，同じファントムを臨床条件で撮像し，ROI あるいは VOI ツールあるいは SUV 確認ツールにより平均の SUV を求める。なお，得られた平均の SUV が 1.0 より大きくずれている場合は，ファントム製造の誤り，撮像時の手技の誤り，または SUV 換算時の誤りなどが考えられるため，各パラメータを確認してもなお大きくずれている場合は，再度ファントムを撮像し再度 SUV を確認する。

　評価については，検査に支障があると思われた場合は，適切な処置を講ずる必要があると評価し，製造販売業者に連絡して適切な対策を講じ，保守・調整作業が必要であれば製造販売業者に依頼する。

　安全性の保守点検として，装置の安全性の保守点検は日常の使用環境で行い，保守点検作業については測定に先立ち被検者のいない状態で行うこと。その他として，添付文書あるいは取扱説明書により確認すること。

　なお，装置の安全性の点検項目における保守基準および点検頻度を表 3-26 に示す。

表 3-26　安全性の点検項目における保守基準および点検頻度

点検項目	保守基準	毎日	3月	適宜
環境・設備	各部屋の温度が指定された使用条件を満たしていること	○		
	各部屋の湿度が指定された使用条件を満たしていること	○		
	給水・空調設備から装置への浸水がないこと	○		
	照明等が点灯すること	○		
	インターホンで通話できること	○		
	装置および周辺装置の動作範囲内に障害物がなく，正しく配置されていること	○		
	酸素，吸引設備等が正常に機能すること	○		
	室内が清掃，整理・整頓され不審物などがないこと	○		
	電源電圧が指定範囲であること		○	○
装置の外観・動作	装置及び周囲に異物がなく，外観に異常がないこと	○		
	可動部の被覆に破損がないこと	○		
	ケーブルの巻き込み，異常なねじれがないこと	○		
	放射性医薬品または放射性薬剤による検出器および検査台に汚染のないこと	○		
	寝台が正しく動作すること	○		
	周辺機器が正しく動作し装置との接続状態が正常であること	○		
	ガントリ・寝台のインターロックが正常に動作すること	○		
	操作スイッチが正常に動作すること	○		
	各非常停止スイッチが正常に動作すること	○		
	接触安全スイッチが正常に動作すること	○		
	表示ランプ・投光器が点灯すること	○		
	カバーにめくれ上がりのないこと	○		
	油漏れなどの異常のないこと	○		
	冷却装置が正常に動作していること	○		
	外部線源が正常に動作していること	○		
システム起動	装置の自己診断機能によるチェックおよび装置の初期化が正常であること	○		
	電源投入後にコンソールが正常に動作すること	○		
	異常音，異臭がないこと	○		
	収集データ用にハードディスクの空き領域が十分確保されていること	○		

点検項目		保守基準	毎日	3月	適宜
システム起動		PET 装置システム時計を施設の標準時計に合わせること	○		
		daily QC などにより，収集および処理システムが正常であること	○		
		指定された頻度で性能保守点検が行われていること	○	○	
		製造業者の推奨する感度補正等の関連補正が行われていること			○
		X 線管ウォームアップが正常であること	○		
		ファントム撮影により CT 値 /SD 値に異常がないこと	○		
		ファントム撮影により画像にムラがないこと	○		
CT 装置部（PET/CT の場合）		X 線管ウォームアップが正常であること	○		
		ファントム撮影により CT 値 /SD 値に異常がないこと	○		
		ファントム撮影により画像にムラがないこと	○		
		ファントム撮影により画像にアーチファクトがないこと	○		
MR 装部（PET/MR 装置の場合）		ヘリウムレベルの確認などによりマグネットの状態を確認すること	○		
		ファントム撮像により MR の画質を確認すること	○		
システム終了		寝台がホームポジションにあること	○		
		必要な生データや画像データを保存していること	○		
		撮影ずみ画像のサーバへの転送，未処理画像の有無を確認すること	○		

--Q&A---

Q ドーズキャリブレータのうち，加圧ガス封入電離箱は，一定量の気体が検出器に封入され気温・気圧の補正が不要です。また，患者が直接使用することもないため日常点検は必須ではないと考えてよいでしょうか。

A 例えば，小児への投与に関する日本核医学会「小児核医学検査適正施行のコンセンサスガイドライン」には適切な投与量で実施するため，放射能量の測定には適切に構成などがなされたドーズキャリブレータを使用することとあり，また PET 検査では SUV 測定など十分な質のデータを収集できる能力が求められます（ドーズキャリブレータの管理及び点検のマニュアル，日本アイソトープ協会）。

----

4. MRI

　MRI 装置は，近年急速に普及し一般的となった画像診断装置である。装置の安全性と適正な操作性を確保し，装置本来の性能を維持するためには日常的な安全性確認が必要である。本項では，使用者が実施する日常的な保守点検（始業点検および終業点検）に加えて，使用する装置の性能確認のための MRI 装置の性能評価試験について掲示する。

4-1. 日常点検

　日常点検（始業点検および終業点検）項目（参考例）を，表 3-27 に掲示する。

表 3-27　MRI 装置に係る日常点検項目（参考例）

区分	No	項　目	内　容
始業点検	1	検査室内	検査室の温度 24℃, 湿度 60％以下を満たしていること（機器指定値があれば従う）
	2		操作室・待合室などの温度（17 ～ 28℃），湿度（40 ～ 70％）が使用条件を満たしていること
	3		照明，患者用インターホンの動作が正常であること
	4		室内が清掃・整理・整頓され，不審物がなく，各機器の配置が正常であること
	5		検査室のドアが正常に開閉でき，付近に障害物・磁性体がないこと
	6	リネン，物品類	シーツ，検査衣，診療材料などの交換・補充がされていること
	7	医療ガス	酸素，吸引設備等が正常に機能すること
	8	MRI 装置	寝台・付属品に危険な破損・変形，針などの異物混入がないこと
	9		ユニットが清掃され，血液，造影剤除去消毒がされていること
	10		コイルの員数がそろい，破損や変形がないこと
	11		撮影室内の酸素濃度，酸素モニタが正常に動作すること
	12		冷凍機，冷水機が正常動作し，概観の異常や・異常音・異臭がないこと
	13		各キャビネットの冷却ファンが動いていること
	14		寝台の上下動・水平動が正常に動作すること
	15		ベット・トローリーの着脱が正常にできること
	16		ポインタの点灯や左右ずれがないこと
	17		ボア内照明・送風機が正常に動作すること
	18		ガントリ・寝台のインターロックが正常に動作すること
	19		監視モニタが正常に動作すること
	20		緊急コールボタンが正常に動作すること
	21		システム電源 ON 後のコンソールが正常に動作すること
	22		各種表示灯が正常に点灯し，エラーメッセージが表示されていないこと

第3章 ● 立入検査

区分	No	項　目	内　容
始業点検	23	MRI 装置	検査室の「使用中灯」「磁場発生中」などが点灯または正しく表示されていること
	24		異常音や異臭がないこと
	25		ハードディスクの残り容量が十分であること
	26		ファントムによるテストスキャン，SNR 測定により異常がないこと
	27	付属機器	造影剤注入器の動作および異常音がないこと
	28		HIS-RIS システムを立ち上げて，異常がないこと
	29		イメージャ，現像機の動作が正常であること
	30		その他，検査にかかわる関連装置が正常に動作すること
	31		非磁性体備品（点滴棒，ストレッチャーなど）に欠品・破損がないこと
	32		各固定用補助具・備品を確認すること

区分	No	項目	内容
終業点検	1	検査室内	温度，湿度が保管条件を満たしていること（機器指定値があれば従う）
	2		照明などに点灯切れがないこと
	3		患者用インターホンが正常に動作すること
	4		室内が整理整頓され，不審物などがないこと
	5		検査室に磁性体がないこと，施錠がされていること
	6	リネン，物品類	シーツ類，タオル，カバー類，検査衣，診療材料などの交換・補充がされていること
	7	医療ガス	酸素，吸引設備などが後かたづけされていること
	8	MRI 装置	寝台・付属品に，危険な破損，変形，針などの異物混入がないこと
	9		各ユニットの清掃，血液，造影剤の除去消毒などがされていること
	10		警告ラベルの汚損，はがれがないこと
	11		寝台がホームポジションにあること
	12		ヘリウム残量に不足がなく，急激な減少傾向がないこと
	13		機械室の空調が正常に動作し，温度，湿度が保管条件を満たしていること
	14		エラーログを確認し，記録する
	15		装置・機器が正常に終了すること
	16		撮影ずみ画像の転送，未処理画像がないこと
	17		ハードディスクの残り容量は十分あること
	18	付属機器	造影剤注入器が清掃・充電され，正常に動作すること
	19		HIS-RIS システムをシャットダウンして，異常がないこと
	20		イメージャ，現像機が正常に終了すること
	21		その他，検査にかかわるの関連装置が正常に終了すること
	22		撮影補助用具に欠品や破損がないこと

4-2. 定期点検項目

　医療機器・装置の使用者は，管理する医療機器・装置の性能特性を把握するため，定期的に性能評価を実施することが重要である。本項では，日本磁気共鳴専門技術者認定機構 (JMRTS) の求める性能評価試験項目について提示する。

1) 均一ファントムによる SNR [*1] (signal-noise ratio) 測定試験

①標準的な NEMA [*2] (National Electrical Manufacturers Association)法で測定する。

②ファントムについて

・頭部：最小寸法は撮像面内で直径 10 cm の円または保証範囲の 85％のうち大きいほうを満たすもの。

・体幹部：最小寸法は撮像面内で直径 20 cm の円または補償範囲の 85％のうち大きいほうを満たすもの。

・T1 値＜ 1200 ms，T2 値＞ 50 ms 。

・頭部と体幹部の 2 種類の大きさのファントムを使用すること。

③撮像条件

・ファントムはアイソセンタに置かれた RF 受信コイルの中心に配置する。

・室温およびファントム温度は 22 ± 4℃。

・spin echo (SE) 法が望ましいが，必ずしもこのかぎりではない。

・TR ≧ 3 × T1，TE は一般的に臨床に使用される範囲。

・シングルスライスで，撮像面は axial。

・FOV は面内において RF コイルの最大径の 110％を超えないこと。

・スライス厚≦ 10 mm。

・表面コイルは使用できない。

・parallel imaging を使用してはいけない。

・ROI は画像断面の 75％は少なくとも囲むこと。

④測定結果の基になった数値と計算式を記載する。

　また，その数値が何を表しているのかも示す。

⑤差分 (subtraction) ができない装置は簡易法を用いても構わない。

　[*1] 信号雑音比：信号 (signal) の雑音 (noise) に対する比
　[*2] アメリカ電機工業会 (アメリカ合衆国の電気機器製造事業者の団体)

2) 均一性試験

①標準的な NEMA 法に準じて測定を行い，不均一度を算出する。

②ファントムについて

・頭部：最小寸法は撮像面内で直径 10 cm の円または保証範囲の 85％のうち大きいほ

第 3 章 ● 立入検査

うを満たすもの。

- 体幹部：最小寸法は撮像面内で直径 20 cm の円または補償範囲の 85％のうち大きいほうを満たすもの。
- T1 値 < 1200 ms，T2 値 > 50 ms。
- 頭部と体幹部の 2 種類の大きさのファントムを使用すること。

③撮像条件

- 撮像断面はファントム中心を含む 3 断面（axial，coronal，sagittal）。
- ファントムは RF 受信コイルの中心に配置する。
- 室温およびファントム温度は 22 ± 4℃。
- TR ≧ 5 × T1，TE は一般的に臨床に使用される範囲。
- FOV は面内において RF コイルの最大径の 110％を超えないこと。
- SE 法（first echo）を用いる。
- スライス厚 ≦ 10 mm。
- マトリクスサイズは 128 × 128 以上を用いる。
- 画像フィルタは使用しない。
- 十分な SNR を担保すること。
- ROI は画像断面の 75％は少なくとも囲むこと。
- 表面コイルは使用できない。
- parallel imaging を使用してはいけない。

④測定方法を図示し，評価結果を求めるための数値を図中に直接書き込む。

⑤測定結果を求める計算式を添えて，評価結果を表示する。

3）スライス厚測定試験

①標準的な NEMA 法に準じて，ウェッジ法を用いて測定を行う。

②2 枚の楔型三角錐が交叉したスライス厚測定用ファントムの使用が望ましい。

③撮像条件

- SE 法を用い，マルチスライスで撮像を行う。
- マルチスライスで少なくとも 3 スライスは撮像を行い，スライス間距離が予想される半値幅の 2 倍以上であること。
- TR ≧ 3 × T1，スライス厚と TE は一般的に臨床に使用される範囲。
- 十分な SNR を担保すること。

④測定に際しコンピュータソフトを使用してもいいが，結果は正方眼紙 1 枚に測定方法とともに，得た数値の根拠となる計算式を表示する。

⑤楔形三角錐が 1 つしかない場合や，当該ファントムをもち合わせていない場合は，ファントムを作成もしくは独自な方法で求めてもよい。独自な方法を用いる場合は，信頼度を記す。

4）T1 値，T2 値測定試験

①適当な溶液（例：ガドリニウム希釈溶液など）を作成して測定対象物質を作成する。

②装置に組み込まれた簡易法によらず複数の信号強度点から求める。

③T1 値 T2 値を求めるための根拠となった片対数グラフとそのグラフからの読み取り値からT1 値 T2 値を求めるための数値と計算式を示す。

参考文献

1）平成 29 年度厚生労働行政推進調査（2018）「医療機関における放射線関連機器等の保守点検指針」

2）日本診療放射線技師会ほか：放射線業務の安全の質管理マニュアル Ver.2.1．2018 年 4 月 1 日改訂版．

3）日本放射線腫瘍学会 QA 委員会：外部放射線における Quality Assurance（QA）システムガイドライン．日本放射線腫瘍学会誌，11（suppl. 2），24，2000．https://www.jastro.or.jp/medicalpersonnel/guideline/jastro/（アクセス日 2019 年 5 月 28 日）

4）日本放射線腫瘍学会・日本医学物理学会・日本放射線技術学会：粒子線治療装置の物理・技術的 QA システムガイドライン（粒子線 QA2016）．23-30，2016．https://www.jastro.or.jp/medicalpersonnel/guideline/jastro（アクセス日 2019 年 8 月 5 日）

5）岡山旭東病院サイバーナイフセンターホームページ http://www.kyokuto.or.jp/www/center/cyber.html（アクセス日 2019 年 3 月 19 日）

6）日本ガンマナイフ学会：ガンマナイフ QA ガイドライン．http://www.gamma-knife.jp/gammaknife/pdf/leksell_gamma_knife_qa.pdf（アクセス日 2019 年 5 月 23 日）

7）AAPM report 54：Stereotactic Radiosurgery, Report of AAPM Radiation Therapy Committee Task Group 42 1995.

8）日本医学物理学会編：定位放射線照射のための線量標準測定法－ STI の線量と QA．2001．

9）日本放射線技師会放射線機器管理士部会：放射線機器管理シリーズ　X 線・MRI・CT．2007．

10）日本放射線技術学会編：放射線医療技術学叢書(18)　MR 撮像技術．日本放射線技術学会出版委員会，2000．

11）日本放射線技術学会監修：標準 X 線 CT 画像計測．2009．

12）中澤寿人ほか：新型コバルト 60 定位手術的照射装置における線量分布の検証および解析．日本放射線技術学会誌，71（2），92-98，2015．

13）日本放射線腫瘍学会小線源治療部会ワーキンググループ：密封小線源－診療・物理 QA ガイドライン．48-49，2013．https://www.jastro.or.jp/customer/guideline/2016/10/mippuu_.pdf（アクセス日 2019 年 5 月 28 にち）

14）高橋康幸ほか：始業点検に基づく診療用放射線関連機器の安全対策．日放技師会誌，55（6），651-654，2008．

15）日本磁気共鳴専門技術者認定機構ホームページ http://plaza.umin.ac.jp/~JMRTS/exam/exam2.html（アクセス：2019 年 3 月 20 日）

16）小倉明夫，東田満治，山崎　勝ほか：MRI 装置の QC と施設間比較を対象とした性能評価法の構築．日本放射線技術学会雑誌，56（6），847-853，2000．

17）日本画像医療システム工業会：ＭＲ装置引渡しにおけるガイドライン．

18）National Electric Manufacturers Association：Determination of signal-noise ratio（SNR）in diagnostic magnetic resonance images, NEMA Standard Publication, MS1（2008）

19）National Electric Manufacturers Association：Determination of image uniformity in diagnostic magnetic resonance images, NEMA Standard Publication, MS3（2008）

20）National Electric Manufacturers Association：Determination of slice thickness in diagnostic magnetic resonance images, NEMA Standard Publication, MS5（2010）

21）笠井俊文, 土｀井　司編：MR撮像技術学, 改訂2版. オーム社, 2008.

22）宮地利明編：標準MRIの評価と解析. オーム社, 2012.

あとがき

　1981（昭和56）年に，初めて医療放射線管理の実務にかかわりました。埼玉県立小児医療センター開設準備室で，医療法に基づく許認可事務に携わる機会があり，関数電卓を初めて購入し，想定する撮影枚数をもとに50分の1の設計図面から距離を求め四面の遮へい計算を行いました。また，標識や注意書きの掲示場所を，図面上に書き落とす作業を行いました。

　その後，ICRP 1977年勧告の国内法令取り入れに伴い，1988（昭和63）年9月30日に改正医療法施行規則が公布され，翌平成元年4月1日に施行されました。当時は，単位の変更（「キュリー」から「ベクレル」）に気をとられていましたが，敷地の境界などにおける防護基準（医療法施行規則第30条の17）が，従来の基準では1週間につき10ミリレムであったのが，改正により3月で250マイクロシーベルトに変更されたのです。敷地境界近くにコバルト施設を有していた県内のある病院では，改修工事の予算がつき工事が完了するまで，使用時間の制限（患者数の制限）で対応せざるを得ませんでした。放射線管理の厳しさを知った事例です。

　ICRP 1990年勧告取り入れに伴う医療法施行規則の一部改正に伴う省令の公布は，2000（平成12）年12月26日付けで，具体的な内容が記載された厚生労働省医薬局長通知は2001（平成13）年3月12日の医薬発第188号通知でした。

　2019（平成31）年3月11日の医療法施行規則の一部改正では，2017（平成29）年4月から開催された「医療放射線の適正管理に関する検討会」が公開され，時間の都合がつけば傍聴でき，会議資料も翌日には公開されておりました。

　日本放射線公衆安全学会から，高橋康幸先生の研究テーマ「法改正に伴う放射線管理等のマニュアル整備」で学術研究助成金を得て，高橋先生を中心に執筆作業を進めることができました。

　監修の国立保健医療科学院生活環境研究部の山口一郎先生には，執筆者会議にも出席いただき，地方自治体によって放射線許認可の事務手続きが異なることを，「放射線管理のあり方はどうあるべきか」と議論を導き多くの助言をいただきました。

　また，宮城県保健福祉部医療政策課の小野寺保氏には，医療機器管理の参考様式を提供いただき，2019（平成31）年の規則改正に対応する地方自治体と医療機関の協力体制についてのご意見をいただきました。

　今回の出版を引き受けていただいた医療科学社の古屋敷信一社長，時間的制約のなかで編集作業を担当いただいた齋藤聖之氏に感謝します。

2019年9月

諸澄　邦彦

■ 索 引 ■

数字

3D 画像処理 123
^{57}Co 185
^{90}Y 85
^{111}In 85
^{125}I シード線源 86
^{177}Lu 139
^{223}Ra 85

アルファベット

【C】

CCU 134
CTDIvol.（mGy） 99
CT エックス線装置 73, 114, 121, 122, 162
CT 搭載車 122

【D】

DLP（mGy・cm） 99
dual source CT 装置 121

【I】

ICRP 2
ICU 134
IVR 基準点 102

【P】

PET-CT 複合装置 102, 142
PET-MRI 装置 144
PET-SPECT 装置 143, 144

【R】

RALS 124

【S】

SPECT-CT 複合装置 102, 133, 142

【T】

TSO 4

【W】

WAZA-ARIv2 100

かな

【あ】

アクシデント 58
アフターローディング装置（RALS） 37, 126
安全文化の醸成 56
安全利用のための指針 106

【い】

一般医療機器 153
移動型ＣＴエックス線装置 74
移動型エックス線撮影装置 73, 161
移動型透視用エックス線装置 73, 77
移動型透視用エックス線装置（外科用イメージ） 117
医療安全管理者 53
医療機器 39
医療機器安全管理責任者 59, 61, 153

医療被曝ガイドライン　96
医療被ばく研究情報ネットワーク
（J-RIME）　95
医療放射線安全管理責任者　59, 61, 94
医療放射線の適正管理に関する検討会　93
医療用放射性汚染物　88, 131, 133, 135,
　　　　　　　　　　　　　　　　142

インシデント　57, 58
インターロック　124

【え】

永久刺入　86
エックス線診療室　72, 117
遠隔操作式後充填装置（RALS）　178

【お】

オカレンス　57
汚染検査室　130

【か】

介護医療院　3, 117
介護老人福祉施設　21
介護老人保健施設　21
開設許可　7
開設許可事項の範囲　115
核医学撮像装置　134
核医学撮像装置（ガンマカメラ）　180
火災　90
火災予防条例　34
観察窓　115
患者照射基準点　102
患者入射線量　98
ガンマナイフ　37, 124, 126, 174
管理医療機器　39, 153
管理区域　67, 83

【き】

技術支援機関　4
緊急停止ボタン　126
金属探知機　151

【く】

空間線量測定　117
空間線量分布図　68
空気カーマ　97
グローブボックス　133
グローブボックス等　88

【け】

警察署　90
携帯型エックス線撮影装置　78, 117
血液照射装置　126
血管撮影装置　165
健康診断個人票　51
原子力規制委員会　27

【こ】

高圧ガス保安法　41
高エネルギー放射線発生装置　74
高周波利用設備　39, 41, 42, 43
校正用線源　86
高度管理医療機器　39, 153
口内法撮影用エックス線使用室　72
口内法撮影用エックス線装置　73, 112,
　　　　　　　　　　　　　　113, 114

後方散乱係数　97
国際原子力機関　4
国際放射線防護委員会（ICRP）2, 93
故障点検　158
骨塩定量分析エックス線装置　112, 160

【さ】

サーベイメータ　130
サイクロトロン　145
サイバーナイフ　123, 171
作業環境測定士　88

【し】

歯科用 CT エックス線装置　122
歯科用エックス線撮影装置　71
歯科用パノラマ断層撮影装置　114
自主検査　7
自主点検　111
地震　90
磁性体探知器　148
事前協議　15
実効エネルギー　97
実効線量　112
実効線量限度　83
実投与量（MBq）　98
自動表示装置　124, 125
遮へい計算　11, 25
集中強化治療室　76
手術室　74
照射線量　97
使用前検査　7
消防署　90
心疾患強化治療室　76
診断参考レベル　94
診療用高エネルギー発生装置(リニアック)
　　　　　　　　　　　　　　167
診療用放射性同位元素　76
診療用放射線照射器具　75, 76
診療用放射線照射装置　75
診療用放射線装置　11, 12, 13, 15, 16,
　　　　　　　　　　　　17, 19
診療用放射線の安全利用のための指針　60
診療用粒子線照射装置　169

【す】

据置型透視用エックス線装置　163
スリッパ　82

【せ】

静磁場による生体影響　151
センチネルリンパ節シンチグラフィ　134

【そ】

装置更新時の使用前検査　115
挿入線源　86
組織内照射　112
ゾンデ挿入　121

【た】

体外衝撃波結石破砕装置　163
体内残存放射能量　138
体内残留放射能量　137
立入検査　111
立入制限区域　148

【ち】

注意事項の掲示　70
注意事項の掲示場所　71

【て】

定期点検　158
電離放射線健康診断個人票　48, 49

【と】

等価線量限度　83
透視線量率　97
盗難　90

登録検査機関　27
ドーズキャリブレータ　188
特定放射性同位元素　37, 86, 126
特定保守管理医療機器　153

【な】

内用療法　85, 135, 139

【に】

日常点検　158
日本画像医療システム工業会　115
日本画像医療シムテム工業会規格　146
入射表面線量　96, 97
乳房撮影用エックス線装置　113, 114,
　　　　　　　　　　　　　　118, 120

【ね】

熱感知器式火災報知器　150

【は】

排液処理槽　90
ハンドフットクロスモニタ　130

【ひ】

ヒューマン・エラー　52
標識　79, 124, 125
表示付認証機器　185
標準処理期間　11
表面汚染　117
表面密度限度　81

【ふ】

フード　88, 133

【へ】

平均乳腺線量　97

【ほ】

放射化物　26, 126, 127
放射化物保管設備　26, 111, 127
放射性汚染物　126
放射線業務従事者　47
放射線障害予防規定　35, 91
放射線診療従事者等　47
放射線治療病室　79, 138
放射線被ばく個別相談センター　107
保管廃棄設備　26, 111, 128
保守点検　111, 153

【め】

面積線量計　96

【ゆ】

輸血用血液照射エックス線装置　112

【よ】

陽電子 -MRI 複合装置　144
陽電子 -SPECT 複合装置　143
陽電子待機室　146
陽電子断層撮影診療用放射性同位元素　111
陽電子放射断層撮影装置（PET）　134,
　　　　　　　　　　　　　　　　186

【り】

リニアック　123
臨床研修修了医師　3
臨床研修修了歯科医師　3

【ろ】

漏えい線量測定記録　28

199

診療用放射線
事務手続き・安全管理・日常点検

価格はカバーに
表示してあります

2019 年 9 月 10 日　第一版 第 1 刷 発行

監　修　　山口　一郎
編　集　　高橋　康幸・五十嵐　博 ©
発行人　　古屋敷　信一
発行所　　株式会社 医療科学社
　　　　　〒 113-0033　東京都文京区本郷 3 - 11 - 9
　　　　　TEL 03 (3818) 9821　　FAX 03 (3818) 9371
　　　　　ホームページ　http://www.iryokagaku.co.jp

ISBN978-4-86003-109-1　　　　　（乱丁・落丁はお取り替えいたします）

本書の複製権・翻訳権・上映権・譲渡権・公衆送信権（送信可能化権を
含む）は（株）医療科学社が保有します。

JCOPY ＜出版者著作権管理機構 委託出版物＞

本書の無断複製は著作権法上での例外を除き，禁じられています。
複製される場合は，そのつど事前に出版者著作権管理機構
（電話 03-5244-5088，FAX 03-5244-5089，e-mail: info@jcopy.or.jp）の
許諾を得てください。